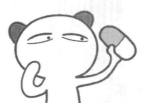

Ren shi xi yao chi dui yao

认识西药
吃对药

陈信安 著

SPM 南方出版传媒

广东科技出版社 | 全国优秀出版社

·广 州·

图书在版编目（CIP）数据

认识西药吃对药 / 陈信安著. —广州：广东科技出
版社，2016.7
ISBN 978-7-5359-6511-0

Ⅰ. ①认… Ⅱ. ①陈… Ⅲ. ①药物—基本知
识 Ⅳ. ①R97

中国版本图书馆CIP数据核字（2016）第079561号

认识西药吃对药
Renshi Xiyao Chi Dui Yao

责任编辑：曾　冲
封面设计：林少娟
责任校对：陈　静
责任印制：彭海波
出版发行：广东科技出版社
　　　　　（广州市环市东路水荫路11号　邮政编码：510075）
http://www.gdstp.com.cn
E-mail：gdkjyxb@gdstp.com.cn（营销中心）
E-mail：gdkjzbb@gdstp.com.cn（总编办）
经　销：广东新华发行集团股份有限公司
排　版：广州市友间文化传播有限公司
印　刷：广东新华印刷有限公司
　　　　　（广东省佛山市南海区盐步河东中心路23号　邮政编码：528247）
规　格：787mm×1092mm　1/16　印张16.25　字数325千
版　次：2016年7月第1版
　　　　　2016年7月第1次印刷
定　价：39.00元

如发现因印装质量问题影响阅读，请与承印厂联系调换。

前　言

当今世界，对药品实行分类管理已成为国际惯例。目前的市场，除对毒、麻、精、放和戒毒等特殊药品实行限制外，其他药品基本上处于全面开放和自由销售的状态。因此，选错药、用错药、随意用药等所导致的药物不良反应、药源性疾病日益增多，引起了医药界和病患群体的极大关注与担忧。

随着人们防病、治病和保健意识的日益增强，如何保证用药安全、保障人民的身体健康，已经成为备受关注的话题。要保障人民的身体健康，不仅需要政府在药品管理上把好关，同样也需要人们自发的学习、了解和掌握药物服用的基本知识，保证用药的科学合理、安全有效。

合理用药有四大要素，即安全性、有效性、经济性和适当性，这都是我们应当把握的。

安全性。这是合理用药的首要条件，也是保障患者切身利益的第一要素。所谓安全性，并不只是指将药物的不良反应控制到最小或者无不良反应，更重要的是，让用药者在最小的治疗风险中获得最大的治疗效果。

有效性。患者服用药物，就是要透过药物的作用达到治愈疾病的目的。不同的药物其有效性的表现肯定不同，判断药物有效性的指征有多种，临床常见的有治愈率、显效率、好转率、无效率等，预防用药有疾病发生率、降低死亡率等。

经济性。经济性并不是指将药品的使用量压到最低或者专门选用廉价药品，它真正的含意应当是，在单位用药效果所投入的成本（成本／效果）尽可能低的情况下，获得最好的治疗效果。

适当性。合理用药最基本的要求是选择适当的药品，以适合的剂量，在合适的时间内透过适当的用药途径给相应的患者服用以达到预期的治疗目的。

本书就是从以上四点出发，系统阐述西药的常识以及服用过程中所应注意的事项，知识全面、分类系统、资料详实可靠、文字简明通俗。既可作为一般人自我治疗、预防和保健的西药服用指南，也可作为医务工作者和医药企业人员工作学习的工具书。

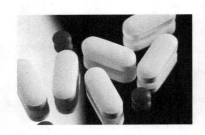 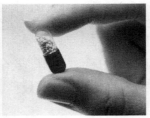 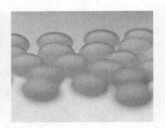

目录 Contents

第1章 异军突起的西药家族

第2章 正确用药 保障安全

第3章 用好药先要买对药

第10章　五把最危险的"双刃剑"

第11章　西药的自行管理

附　录　问题补充

第 1 章

异军突起的西药家族

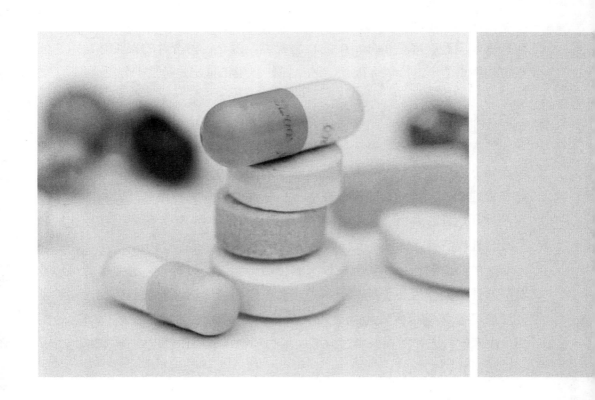

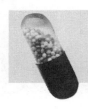

第一节　西药的分级

药品分类管理制度是国际通行的管理办法，它是根据药品的安全性、有效性原则，依其品种、规格、适应证、剂量及给药途径等的不同，将药品分为处方药和非处方药，并做出相应的管理规定。

实行药品分类管理的目的有两点，一是为了有效地加强对处方药的监督和管理，防止消费者做出盲目的自我选择而导致滥用药物，最终危及身体健康；二是透过规范对非处方药的管理，引道消费者科学、合理地进行自我保健。现今划分为处方药的主要是麻醉药品、精神药品、医疗用毒性药品、放射性药品以及戒毒药品，其余药品基本可直接在市场购买服用。

但对于大多数人来说，处方药和非处方药到底有什么不同，在服用时应注意哪些问题，都是十分模糊的，这就很容易导致消费者的误买和误用，甚至带来严重的不良后果。因此，区分好处方药和非处方药是十分重要的。

一、处方药（R）需严遵医嘱

处方药简称为R，是指需经过医生处方才能从药店买到并要在医生监控或指导下服用的药物。处方药是解除疾病的用药主体，国家对其采取严格的监督管理措施，药品的选择权在医生，只能凭医师或其他有处方权的医疗专业人员开写处方领药，消费者不能自行选择，同时，处方药只准在专业性医药报刊进行广告宣传，不准在大众传播媒介进行广告宣传。

这类药一般包括本身毒性较大的药物，如抗癌药物等；刚上市的新药，对其活性、副作用还要进一步观察；会产生药物依赖性的某些药物，如吗啡类镇痛药及某些催眠安定药物等；某些必须由医生和实验室进行确诊的疾病，由医生处方，并在医生指导下服用的药物，如心血管疾病药物等。

二、非处方药（OTC）按说明书服用

非处方药简称为OTC，即Over The Counter，它是指消费者可不经过医生处方，直接从药店购买的药品，而且是不在医疗专业人员指导下就能安全使用的药品。非处方药是经长期临床试验安全性较高，专门治疗患者可自行准确判断的轻微病症的药品，具有安全、有效、价廉、方便的特点。它安全性高，正常服用时无严重不良反应，无潜在毒性，服用过多不易引起中毒，无不良相互作用，不会产生药品依赖性。

OTC药品类在市场上主要产品的范畴很广，包括了感冒药、更年期用药、肝脏病治疗剂（中药）、消化性溃疡治疗剂、止痛药及抗发炎药物、咳嗽糖浆、药膏类、各类维生素、改善末梢血液循环制剂及医疗器材等。此外，可以改善骨质疏松，治疗肝脏疾病、降血脂、瘦身减重、营养补充等各式各样的健康食品类，也都属于OTC药品。

同时，为进一步增加服用非处方药的安全性，药品管理部门又把非处方药分为甲类和乙类，其中安全性更高的一些药品为乙类，乙类非处方药除可在药店出售外，还可在一般购物商场销售。非处方药除有OTC的标志外，产品说明书上也需要有规定的忠告语，即"请仔细阅读药品服用说明书并按说明书服用或在药师指导下购买和服用"，并需强调指出"如症状未缓解或消失应向医师咨询"。

三、R或OTC并非一成不变

处方药和非处方药并不是固定不变的。一般来说，每隔几年就会对药品进行一次再评估，确保药品的有效性和安全性。而且，随着医药科技的发展和临床经验的增加，对每一种药品的认识也逐渐深入，也会造成某些药品分类的改变，有的处方药在改变剂型或减小规格剂量之后也可能变成非处方药，也有非处方药经重新界定后划为处方药。比如在2005年就将复方甘草含片等32种药品转成非处方药，可直接在零售药店购买，而含关木通的"龙胆泻肝丸"因为有致肾毒性的危险，则被转成了处方药。同时，对有些经测定

异军突起的西药家族

确认为对人的毒副作用较大，不能用于治疗人体的药品，也会采取措施限制生产或停产。所以，我们一定要根据病情合理选择服用处方药或非处方药，才能最大限度地确保用药安全，保证身体健康。

在美国，一般民众总是遇到急病或重症才会到医院就医，而较轻微的症状大都是自行解决，例如服用家中现成的成药或是去药店请教药师再购买药品。而我国居民现在也越来越多的选择服用OTC即非处方药，毕竟，去医院就医应是不得已的事，如果自己能多增加生活保健常识，不但能为自己及家庭节省时间，而且还能省下一笔不小的费用，做到"大病去医院，小病去药店"。如果要选择非处方药，平日就要多加注意与关心医药报道，以增加自我的医药常识。

虽然OTC具有许多优点（尤其是安全性方面），但最好还是要有选择地服用。例如在OTC市场中占主导地位的综合感冒药、鼻塞药和咳嗽药等，许多都含有一种抗组胺（Antihistamine）的共同成分，此成分有时是对付感冒的，有时则是治疗过敏症状、改善流鼻涕症状的，可是大部分的抗组胺都会引起嗜睡的副作用，使人感到昏昏欲睡，因此，学生及上班族（尤其是司机）在白天服用时，一定要特别注意。所以，OTC虽然安全可靠，但还是隐藏着危险性。因此，消费者虽然可以自由购买此种药物，但一定要好好阅读药品的标示与说明书。

OTC药品都是必须经过严格的认可才能上市的。OTC市场正在逐步正规化，也就是朝由执业药师来主导的方向发展，但是，目前我们的OTC市场还不是特别的完善，在OTC药品铺天盖地的同时，难免会有鱼龙混杂的时候。在此情况下，因为执业药师具备较强的识别能力，对于国家药品管理法及药品品质标准均能熟练掌握，所以，由专业药师来执行OTC业务，才能为国人的健康把好脉、过好关。

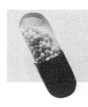

第二节　西药细分

处方药与非处方药是根据药品的安全性、有效性原则，依其品种、规格、适应证、剂量及给药途径等的不同而划分的。但是，如果按功用、效能及作用于人体部位的不同，则可划分为以下28种类型：

①抗菌药物；②抗寄生虫药物；③抗肿瘤药物；④精神药物；⑤自主神经系统用药；⑥循环系统药物；⑦呼吸系统药物；⑧消化系统用药；⑨泌尿系统用药；⑩解热镇痛抗炎及抗痛风药；⑪影响血液及造血功能药物；⑫营养药；⑬中枢兴奋药；⑭镇痛药；⑮生化制剂；⑯生殖系统及泌乳功能用药；⑰抗癫痫药；⑱催眠镇静安定药；⑲抗过敏药；⑳甲状腺激素；㉑抗甲状腺药；㉒抗震颤麻痹药；㉓降糖药；㉔调节电解质平衡药；㉕激素及有关药物；㉖一般消毒及皮肤科用药；㉗眼科用药；㉘耳鼻喉与口腔科用药。

以下大略介绍各种药物的作用及样品：

一、抗菌药物（也称抗生素）

抗菌药物是指由细菌、放线菌、真菌等微生物经培养而得到的某些产物，或用化学半合成或全合成法制造的相同或类似的物质。抗菌药物在一定浓度下对病原体有抑制和杀灭的作用。

抗菌药物可大致分为以下几种：青霉素类、头孢霉素类、β-内酰胺酶抑制剂、其他β-内酰胺酶抗生素、氨基糖苷类、多肽类抗生素、林可霉素类抗生素、磺胺药、喹诺酮类、其他内服抗菌药、抗结核药、抗麻风药等。

抗生素可以治疗各种病原菌，服用安全，疗效好。但由于个体差异或者长期大剂量服用等，也可引起各种不良反应。

（1）过敏反应：由于个体差异，任何药物均可引起过敏反应，唯一的区别只是程度上的不同。易引起过敏反应或过敏性休克的药物主要有青霉素类、头孢菌素类、洁霉素、氨基糖苷类、氯霉素（Chloramphenicol，Chloromycetin）、磺胺类等抗生素。

（2）肝损害：通过直接损害或过敏机制导致肝细胞损害或胆汁郁滞的药物主要有氯霉素、林可霉素（Lincomycin）、无味红霉素（Estolate）等。

（3）肾损害：大多数抗生素均以原形或代谢物经肾脏排泄，故肾脏是最容易受其损害的。主要药物有头孢菌素类（尤其是第一代）、氨基糖苷类（庆大霉素Gentamicin等）、多黏菌素B（Polymyxin B）、二性霉素、磺胺类等。

（4）白细胞、红细胞、血小板减少，甚至再生障碍性贫血、溶血性贫血：主要见于氯霉素、抗肿瘤抗生素（阿霉素Adriamycin等）、链霉素（Streptomycin）、庆大霉素（Gentamicin）、青霉素（Benzylpenicillin / Penicillin）、头孢菌素（Cephalosporins）等。

（5）恶心、呕吐、腹胀、腹泻和便秘等消化道反应：较多见于林可霉素（Lincomycin）、制霉菌素（Nystatin，Fungicidine，Mycostatin）、红霉素（Erythromycin）、氯霉素、灰黄霉素（Griseofulvin）、头孢氨苯（Cefalexin）、新霉素（Neomycin）等。

（6）神经系统损害：可表现为头痛、失眠、抑郁、耳鸣、耳聋、头晕以及多发性神经炎，甚至神经肌肉传导阻滞。多见于氨基糖苷类抗生素，如卡那霉素（Kanamycin）、链霉素等，还有新霉素，多黏菌素B等。

（7）二重感染：长期或大剂量服用广谱抗生素，由于体内敏感细菌被抑制，而未被抑制的细菌以及真菌则趁机大量繁殖，从而引起菌群失调而致病，老年人、幼儿、体弱及合并应用免疫抑制剂的患者为多发人群。白色念珠菌、耐药金黄色葡萄球菌引起的口腔、呼吸道感染以及败血症最为常见。

（8）产生耐药性：目前在中国，伤寒杆菌对氯霉素耐药可达90%以上，金黄色葡萄球菌对青霉素G耐药率可达80%～90%，革兰阴性杆菌对链霉素、庆大霉素耐药率达75%以上，因此，应严格掌握抗生素的适应证，避免不合理滥用抗生素。

（一）抗生素的用途及注意事项

抗生素经常被俗称为消炎药，而这其实是一个含糊的名称，不同种类的药物，诸如抗生素、非甾体类消炎止痛药（NSAID）及一些酵素，其实各有各的作用。抗生素的功用就是杀死让我们生病的细菌，对于病毒、霉菌或寄生虫类效果是很差的，大家所熟知的金霉素（Aureomycin）、青霉素或红霉素（Erythromycin）等，都属于抗生素。抗生素临床应用治疗专案广泛，诸如扁桃体炎、喉头炎、手术后感染、败血症、细菌性心内膜炎、肺炎、气管支炎、淋病、肾盂肾炎、膀胱炎、尿道炎、脑膜炎、细菌性赤痢、蜂巢组织炎、痤疮、产科感染等，都有不错疗效。

不过，在服用抗生素前，一定要将致病感染源理清，必须先由医师判断是细菌还是病毒感染等，再评估是否要动用抗生素，否则不但对病情没有助益，反而会助长细菌的抗药性问题的产生。例如感冒的时候，通常在没有发烧，只是有流清澈、不黏稠的鼻涕或稍微咳嗽的症状之下，不一定要服用抗生素，因为可能是病毒感染造成的。但是严重感染时，一定要先验清是何种细菌感染的，因为细菌感染若不能即时压制，有可能引发败血症，用药一段时间后，再进行化验和评估，药品作用如果不理想，就立即更换抗生素种类，直到检验结果是细菌完全消失为止。

那抗生素如何帮助我们消灭入侵身体的病菌呢？我们服用抗生素时，不能期望服用了1、2次后就能完全消灭病菌，而是要服用一个疗程，让抗生素在血液中维持一定的有效浓度，病菌才能彻底被消灭。所以，首先要遵照医嘱，按照药师告诉你的服药时间吃药；其次，由于抗生素是一个疗程的分量，要遵照医师或药师告诉你的服药天数，不要觉得病况稍微好转了，就自行停药，因为要防止致病菌因自行变种及产生抗药性，而出现反扑现象，让原先有效的抗生素变成无效药品；最后，若是个人体质的关系，使身体有不舒服的副作用，不要自己停止服药，应该回到医院咨询医师该如何调整。

（二）合理服用抗生素

抗生素所针对的疾病类型比较广，所以有很多患者把它当成万能药，只要得病了，首先想到的就是抗生素，这种做法是十分危险的。滥用抗生素，

异军突起的西药家族

会造成许多的不良后果，所以一定要有针对性的，合理服用抗生素，千万不可以忽略抗生素的毒副作用。那么，该如何合理服用抗生素呢？需要注意以下几点：

（1）在有条件的情况下，一般应根据细菌培养和药敏试验结果选用抗生素。如果条件受限制或者病情危急，亦可根据感染部位和经验选用，然而此种方法可靠性较差。在常见情况下，呼吸道感染以革兰阳性球菌为多见；尿道和胆道感染以革兰阴性菌为多见；皮肤伤口感染以金黄色葡萄球菌为多见。

（2）小心抗生素的副作用。如青霉素可发生过敏性休克，还会引起皮疹和药物热；链霉素、庆大霉素、卡那霉素等可损害第八对脑神经而造成耳聋；应用广谱抗生素会使体内耐药细菌大量生长繁殖，而引起新的更严重的感染，因此服用抗生素应有的放矢，不可滥用。

（3）预防性应用抗生素要严加控制，尽量避免在皮肤、黏膜等局部使用抗生素，因其易引起耐药菌株的产生，也易引起皮肤的过敏反应。尤以青霉素类、头孢菌素类、氨基糖苷类等不宜使用。

（4）已确定为病毒性疾病或疑为病毒性疾病的不使用抗生素。上呼吸道感染以及咽痛、咽峡炎，大部分是病毒感染所致，因此这类疾病需服用病毒灵、病毒唑等抗病毒药物以及中草药治疗，而不要使用抗生素。

（5）新生儿、老年人和肝肾功能不全的人应避免或慎用，特别是那些经肝脏代谢和肾脏排泄的毒性较大的抗生素。

（三）不正确服用抗生素的坏处

细菌具有快速繁衍后代的特性，容易自行以基因转变来适应环境，任意的滥用抗生素，只会造成细菌生存的压力，更加快它产生抗药性的速度。据统计，国内因为呼吸道感染就医的人数，一年就高达几十亿人次，当中有1/3的患者服用过抗生素，而在药品给付支出的统计中更发现，中国一年吃掉的抗生素，就高达上万亿元。

同时，动物用抗生素及磺胺剂服用量也相当严重。为了避免抗药性菌的产生及担心药物残留在肉品的问题，有关部门也正加强动物用药的管制。可见不只医药界，包括畜牧界、养殖界，其实都有抗生素滥用的情形。

抗生素的滥用情况到底有多严重呢？在生病只讲求快速痊愈的今天，医生只好加量使用抗生素，造成细菌的抗药性不断扩大，在多项研究发现，未来下一代若感染旧病菌时，会增加了治疗的困难度。各医学中心也普遍发现，以往皮肤若有外伤或者小感染，若感染的病菌是金黄色葡萄球菌、革兰阴性菌、肠球菌等，只要口服或外用第一线抗生素治疗即可获得控制的，如今效果大减，有的患者并发蜂窝性组织炎，还可能引发败血症，必须住院治疗，去接受较昂贵的第二、第三线高级的抗生素治疗。因此，卫生部门基于维护国人健康的立场，已经于20世纪90年代初起停止了给付感冒处方中的抗生素，实施的这些年来，此政策已发挥管控抗生素服用状况的效果，目前抗生素用得最多的是小儿科门诊。

细菌变化发展的速度，一定比研发新抗生素药物要快许多，虽然各国都投下大量人力物力研发药物，但势必追不上抗药性产生的速度，所以，若抗药性问题不解决，则细菌的种类数量保证会只增不减。医药界与大众都不能漠视这样的警讯，不能只寄望于新药物的开发，而是应该立即规范、控管抗生素的服用，降低细菌抗药性，这才是治本之道。

因此，合理服用抗生素，一定做到三不：

（1）不自行购买：抗生素是处方药物，患者不要自己当药师，不要自己做主购买。

（2）不主动要求：抗生素是用来对抗细菌的，所以要在确定细菌感染时才有疗效，这就需要专业的评估，不必主动向医师要求开抗生素用药。

（3）不随便停药：抗生素的治疗是针对不同的细菌及目的，有一定的疗程，一旦服用抗生素治疗，患者就必须按时服药，维持药物在身体中有足够的血中浓度，以免抗药性细菌再起。

（四）抗结核药的服用原则

专家将抗结核药的服用原则总结为四个字：早、联、全、规。

（1）早期：结核病在早期时局部组织破坏比较少，毛细血管网尚存在，这样有利于药物渗入，同时早期病灶中的结核菌代谢旺盛，繁殖快，对于抗结核药敏感性强。因此，早期用药，病灶通常可完全吸收，效果显著。

（2）联合：联合用药。当前研究的结果表明，任何一种抗结核药单独服用都较易产生耐药性而降低效力，因为病灶内的结核菌往往是敏感菌和耐药菌混合存在，如果单一用药，虽然能杀死敏感菌，但耐药菌却可残留并继续繁殖，而导致化疗失败。因此，除异烟肼对症状轻微的、早期浸润性无空洞的、痰菌阴性的肺结核病可单独应用外，其他都必须采取联合用药的方式。抗结核药的联合服用，可降低毒性、延缓细菌耐药性的产生，显著提高疗效。一般采用的方式是以异烟肼为基础，进行二联或三联，如异烟肼＋链霉素或乙胺丁醇或利福平，急重症结核病可用三联，如异烟肼＋链霉素＋利福平或乙胺丁醇。有一点需要注意的是，异烟肼与药酶诱导剂利福平（以及苯巴比妥）合用，会使异烟肼对肝脏的毒性增加，故联合用药过程中应定期复查肝功能。治疗一段时间后，还要调整药物品种，以提高疗效，减少副作用的产生。

（3）全程：为了巩固疗效，在结核病灶稳定后的一段时间内，还要继续服药。一般来说，轻者至少需服药一年；重者在痰菌阴转、空洞闭合后也应继续用药一年半以上，以防止复发。

（4）规律：联合应用抗结核药要有计划。给药量要足，给药间隔时间要有规律，千万不能乱用，也切忌"三天打鱼，两天晒网"，用用停停。经过适当的疗程后可调换药物品种，但疗程中途不可任意调换。如果采用的是间歇疗法，则不能超过间歇期限，必须保证药物的疗效。

（五）使用青霉素类药物注意事项

青霉素类抗生素又称为β-内酰胺抗生素，包括天然青霉素如青霉素等，广谱青霉素如氨苄青霉素（Ampicillin）、羟氨苄青霉素（Amoxycillin,Amoxil, Clamoxil，阿莫西林）等，耐酶青霉素如苯唑青霉素等。青霉素类的作用是干扰细菌细胞壁的合成，而哺乳类动物的细胞没有细胞壁，所以青霉素对人体的毒性很低，达到有效杀菌浓度的青霉素对人体细胞基本上没有影响。尽管如此，还是有几点需要注意：

（1）还是有少数人对青霉素类药物过敏，会产生皮疹、药物热、哮喘、血管神经性水肿甚至过敏性休克等现象。凡初次注射或停药3天后再用者，都应做皮肤过敏试验，如果皮试阴性（可以服用），但出现胸闷、气喘、皮肤发痒等异常症状者，都不宜注射。过敏反应中以过敏性休克最为危险，常发生于注射或皮试时，50%会在几秒钟至5分钟内发生，其余在20分钟左右发生，所以注射青霉素后，应观察20分钟，一旦发生过敏性休克，应立即用肾上腺素、氢化可的松等抢救。

（2）不可任意加大剂量。目前服用青霉素的剂量不断加大，有采用大剂量（1 000万U以上）或超大剂量的倾向，但服用大剂量青霉素会干扰凝血机制而造成出血，或因大量青霉素进入中枢神经而引起中毒，产生抽搐、神经根炎、大小便失禁，甚至瘫痪等青霉素脑病，所以增加剂量时要小心，切不可任意妄为。

（3）青霉素类药物溶解后不宜存放，应当场使用。青霉素溶液放置时间越长，分解也越多，产生致敏物质也不断增多，易导致药效降低以及过敏反应的发生。

（4）每天一次静脉点滴给药的方法不可取。因为当停止滴入后，体内药物会迅速消除，到了第二天给药时，又会因间隔时间过长，细菌大量繁殖，不利于疾病的治愈。

（5）应尽量避免局部使用青霉素，避免过分饥饿时注射青霉素，因为此时容易引起过敏反应。

（六）青霉素类药物与其他药物的配伍禁忌

青霉素类药物是临床最常用的抗生素之一，常与其他药物配合使用，特别是在严重感染或危重病的抢救中最为常用，因此应特别注意配伍禁忌：

（1）不可与碱性药物合用。如在含青霉素的溶液中加入氨茶碱（Aminophylline）、碳酸氢钠（Sodium bicarbonate）或磺胺嘧啶钠（Sulfadiazine sodium）等，可使混合液的pH＞8，青霉素可因此失去活性。

（2）青霉素在偏酸性的葡萄糖点滴中不稳定，长时间静脉点滴过程中会发生分解，不仅让疗效下降，而且更容易引起过敏反应。因此一般情况下青霉素应用生理盐水配制滴注，且滴注时间不可过长。

（3）不可与维生素C混合进行静脉点滴。因为维生素C具有较强的还原性，可使青霉素分解破坏，而且维生素C注射液中的每一种成分，都会影响氨苄青霉素的稳定性，使其降效或失效。

（4）在抢救感染性休克时，不宜与阿拉明（Aramine）或新福林（Phenylephrine）混合静脉点滴。因为阿拉明与青霉素G可起化学反应，生成酒石酸钾（钠），影响两者的效价；新福林与青霉素G钾（钠），可生成氯化钾（钠），使两者效价均降低。

（5）不可与含醇的药物合用，如氯霉素、氢化可的松（Hydrocortisone）等均以乙醇为溶媒，而乙醇能加速β-内酰胺环水解，而使青霉素降低疗效。

（6）不可与大环内酯类抗生素如红霉素、麦迪霉素（Midecamycin）、螺旋霉素（SPM）等合用。因为红霉素等是快效抑菌剂，当服用红霉素等药物后，细菌生长受到抑制，就会导致青霉素无法发挥杀菌作用，降低药效。

（7）青霉素与酚妥拉明、氯丙嗪（Chlorpromazine）、去甲肾上腺素（Norepinephrine）、阿托品、扑尔敏（Chlorpheniramine）、维生素B、辅酶A、细胞色素C、催产素（Pituitrin）、利血平（Reserpine）、苯妥英钠（Phenytoinum Natricum）等药混合后，可发生沉淀、混浊或变色，切忌混合进行静脉点滴。

二、抗寄生虫药物

抗微生物药指对细菌、真菌病毒、兰克次体、衣原体等有杀灭或抑制性的药物。细菌和其他微生物、寄生虫及癌细胞所致疾病的药物治疗统称为化学治疗学（简称化疗）。化学治疗学的目的是研究、应用对病原体有选择毒性（即强大杀灭作用），而对宿主无害或少害的药物以防治病原体所引起的疾病。这类药物中最重要的是抗生素，抗生素系对病原菌具有抑制或杀灭作用，是防治细菌感染性疾病的一类药物。在应用化疗药物治疗感染性疾病过程中，应注意机体、病原体与药物三者的相互关系。

抗寄生虫药物大致可分为以下几种：抗肠虫药、抗吸虫药、抗丝虫药、抗黑热病药、抗阿米巴病药、抗滴虫药等。

下面简单介绍其中的几种：

（一）抗滴虫药

凡能治疗由滴虫所致疾病的药称抗滴虫药。滴虫常可导致阴道炎，在治疗中常用的抗滴虫药物有：

灭滴灵（Metronidazole）：每次0.2g，每天3次内服，7～10天为一疗程，休息10天后可再继续应用；也可用灭滴灵1片，每晚睡前放入阴道后穹隆部，20次为一疗程。

滴维净（Acetarsol, Amarsan, Dynarsan, Monargan, Oralcid, Spirocid, Terpocid, Osarsol, Acetarsone，乙酰胂胺）：每次一片，每晚放入阴道后穹隆部，20次为一疗程。

卡巴胂（Carbarsone）：每次一片，于每晚睡前放入阴道后穹隆部，20次为一疗程。

1%乳酸加温开水半盆坐浴，每天1～2次，10天为一疗程。

0.5%醋酸加温开水半盆坐浴，每天1～2次，10天为一疗程。

在用以上方法治疗期间，应禁止性生活，为保证疗效，须男女双方同时治疗。

（二）预防疟疾用药

预防疟疾除搞好灭蚊、防蚊工作外，对于疟疾高发区或爆发性流行区的全体人员和外来人口，还应该在整个流行季节定期服用以下预防药：

息疟定（Daraprine）：每周一次，每次25mg口服；或每次50mg，两周服一次。孕妇和肾功能不全者忌用。

伯氨喹（Primaquine）：每周一次，每次13.2mg口服。孕妇忌用；对于有肝、肾、血液系统疾患及糖尿病者慎用。

以上两种预防疟疾药，在疟疾流行季节无特殊情况不宜中断，离开疫区后，也需要继续服用一个月后，方可停药。

（三）广效驱虫药

广效驱虫药是指对两种以上的肠虫感染都有治疗作用，它们可驱蛔虫、蛲虫、钩虫和绦虫，并可用于治疗肠虫混合感染，因此将这类药叫作广效驱肠虫药。目前常用的广效驱肠虫药有以下几种：

噻苯唑对蛔、蛲、钩虫感染都有治疗作用，但对蛲虫感染的疗效更好，对蛔虫的疗效则不恒定，往往需反复用药才能提高疗效，所以一般用于驱蛲虫。用法是每千克体重25mg，分2次口服，连用2天。它的不良反应为常常出现胃肠反应，但停药后一般自行消失。

噻吩嘧啶（Antiminth）对人体肠道寄生的蛔虫、钩虫和蛲虫感染都有效，对蛔虫和钩虫病的疗效尤其好。治疗蛔虫病的转阴率可达90%以上，治疗钩虫病的转阴率为80%～90%。用法是驱蛔虫和钩虫感染时按每千克体重5～10mg给药，蛔虫病一次顿服，钩虫病每天内服一次，连服3天；驱蛲虫时，每千克体重5mg，每天一次，连服一周。

肠虫清（Zentel）（阿苯达唑）一种广效抗肠虫药，它对多种蠕虫感染均有良好疗效，尤其是对蛔虫、钩虫、蛲虫感染的疗效显著。对鞭虫、粪圆线虫、猪绦虫、牛肉绦虫、短小膜壳绦虫、棘球幼病也有疗效，而且副作用低，用药后无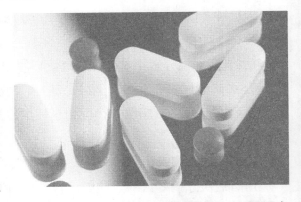明显不良反应，服用方便，患者易于接受，是到目前为止最受欢迎的驱肠虫药，同时也是理想的畜用抗肠道线虫药。用法是：驱蛔虫、蛲虫，成人每次400mg，顿服；儿童每次200mg，顿服。应注意用药后有可能会出现口干、恶心、轻度腹泻、胃部不适、食欲减退，以及头晕、乏力、畏寒等症状，轻者在数小时内可消失，少数患者可持续2～3日。在治疗棘球幼病患者时，有的会出现发热、头痛和恶心等症状，以及棘球幼囊部位疼痛等；动物试验还证实它有致畸作用和胚胎毒，所以孕妇和哺乳期妇女禁用；另外，有癫痫病及其他药物过敏史者应忌用。

三、抗肿瘤药物

抗肿瘤药物一般指用于治疗恶性肿瘤的药物，其研发与应用已成为生物医药科学的一个迅速发展的重要领域。

抗肿瘤药物大致可分为以下几种：烷化剂、抗代谢药、抗肿瘤抗生素、植物类抗肿瘤药、杂类、免疫抑制剂。

下面介绍几种：

（一）烷化剂类——环磷酰胺

【别　　名】环磷氮芥、癌得散、癌得星、安道生、CPM

【英文名】Cyclophosphamide，Cytoxan，Endoxan，CTX

【作　　用】本品为最常用的烷化剂类抗肿瘤药，进入体内后，在肝微粒体酶催化下分解释出烷化作用很强的氯乙基磷酰胺（或称磷酰胺氮芥），而对肿瘤细胞产生细胞毒作用，此外本品还具有显著免疫作用。

临床多用于恶性淋巴瘤、多发性骨髓瘤、白血病、乳腺癌、卵巢癌、宫颈癌、前列腺癌、结肠癌、支气管癌、肺癌等，也可用于关节炎、类风湿关节炎、儿童肾病综合征以及自身免疫疾病的治疗。

【副作用】（1）骨髓抑制，主要为白血球减少。

（2）泌尿道症状主要来自化学性膀胱炎，如尿频、尿急、膀胱尿感强烈、血尿或者排尿困难。应多饮水，增加尿量以减轻症状。

（3）消化系统症状有恶心、呕吐及厌食等，静脉注射或口服均可发生，静脉注射大量后3～4小时即可出现。

（4）常见的皮肤症状有脱发，但停药后可再生细小新发。

（5）长期应用，男性可致睾丸萎缩及精子缺乏，妇女可致闭经、卵巢纤维化或致畸胎。孕妇慎用。

（6）偶尔会影响肝功能，出现黄疸及凝血酶原减少。肝功能不良者慎用。

【剂　　量】口服，抗癌用，0.1～0.2g/天，疗程量10～15g。抑制免疫用，50～150mg/天，分2次服，连用4～6周。静脉注射，4mg/kg，1次/天，可用到总剂量8～10g。目前多提倡中等剂量间歇给药，0.6～1g/次，每5～7天1次，疗程和用量同上，亦可1次大剂量给予20～40mg/kg，间隔3～4周再用。

（二）烷化剂类——洛莫司汀

【别　　名】罗氮芥、罗莫司丁、环己亚硝脲、氯乙环己亚硝脲

【英文名】Lomustine（CCNU）

【作　　用】本品属氯乙胺亚硝基脲类抗癌药，作用于G_1期，G_1～S边界及M期，对G_2期也有作用，为细胞周期非特异性药物。本品特点是脂溶性高，口服吸收快，能透过血脑屏障。

临床用于原发性及继发性肿瘤，如脑胶质细胞瘤、恶性淋巴瘤、肺癌、乳腺癌、消化道癌等。

【副作用】（1）骨髓抑制引起白血球及血小板减少。

（2）消化系统较常见的有恶心、呕吐，偶见胃肠道出血。空腹服药及预先服氯丙嗪或甲氧氯普胺（灭吐灵）等可减轻反应。

（3）偶见迟发性肝损害。肝功能不良者慎用。

（4）本品有致畸胎可能，孕妇忌用。

【剂　　量】口服，每次130（100～150）mg/天，或每次3.5mg/kg，顿服。间隔6～8周后依血常规情况再用第2次，一般用4次。

（三）植物类抗肿瘤药——三尖杉碱

【别　　名】粗榧碱，三尖杉碱，哈林通碱，后哈莫林通碱，高哈林通碱，三尖杉酯碱

【英文名】Harringtonine，HRT

【作　　用】对于急性单核细胞性白血病及恶性淋巴瘤有一定疗效。也可用于真性红细胞增多症、慢性粒细胞性白血病及早幼粒细胞性白血病等。

【副作用】（1）可有白细胞下降，多数患者可以恢复。

（2）有时出现恶心、呕吐、厌食、口干等不良反应。

（3）部分患者可有心肌损害。若引起心房扑动，应即刻停药。

【剂　　量】静脉点滴：一天1～4mg，加于10%葡萄糖液250～500mL中，缓慢滴注，7～10次为一疗程，2周后可再用。

（四）植物类抗肿瘤药——硫酸长春新碱

【别　名】硫酸醛基长春碱、硫酸长春醛碱、新长春碱、VCR

【英文名】Vincristine sulfate

【作　用】用于治疗急性白血病及霍奇金病、恶性淋巴瘤，也可作用于乳腺癌、支气管肺癌、软组织肉瘤及神经母细胞瘤等。

本药属细胞周期特异性药物，能影响细胞中纺锤体的形成，使有丝分裂停止于中期，对细胞增殖周期的M期有延缓或阻滞作用。此外，还可抑制嘌呤、RNA和DNA的合成。

【副作用】（1）主要引起神经系统毒性，如四肢麻木、腱反射消失、麻痹性肠梗阻、腹绞痛、脑神经麻痹等。

（2）骨髓抑制作用轻微，静脉注射后白血球下降迅速，但可在2~3周内恢复正常。

（3）偶有恶心、呕吐等胃肠道反应及血栓性静脉炎，注射时漏至血管外可造成局部组织坏死。

（4）长期应用可抑制睾丸或卵巢功能，引起闭经或精子缺乏。

（5）门冬酰胺酶、异烟肼、脊髓放射治疗合用可加重神经系统毒性。

【剂　量】静脉注射，临用前加生理盐水适量使溶解，成人每次按体重0.02~0.04mg/kg，最大量2mg/次，1次/周，总量20mg/疗程。小儿每次按体重0.05~0.75mg/kg，1次/周。

【注意事项】妊娠D类，孕妇与哺乳妇女禁用；2岁以下儿童的周围神经的髓鞘形成尚不健全，应慎用；骨髓抑制、有痛风病史、肝功能损害、感染、肿瘤已侵犯骨髓、有尿酸盐性肾结石病史、经过放射治疗或抗癌药治疗的患者慎用；静脉注射时药液漏至血管外，应立即停止注射，并局部封闭，发生皮肤破溃后按溃疡处理；不能做肌内、皮下或鞘内注射。

四、精神药物

精神药物是指直接作用于中枢神经系统，使之兴奋或抑制，连续服用能产生依赖的药物。可分为两类，一类使正常精神活动变为异常称拟精神药物，也称致幻药；另一类使异常精神活动转为正常称抗精神异常药，包括抗精神病药物、抗抑郁药、抗躁狂药和抗焦虑药等。1950年法国合成了氯丙嗪（Chlorpromazine），1952年此药首次用于精神科临床并取得疗效，从此开创了精神疾病治疗的新纪元。

精神系不良反应的临床表现各异，其轻重程度也不一。较轻的急性不良反应可表现为激惹性增加、注意力不集中或睡眠障碍等；较轻的慢性反应为情感和人格变化；较重的急性不良反应主要为谵妄，其意识障碍从模糊至混浊不等；较重的慢性反应可对周围环境和他人的意向做出猜疑性误解，以致显示出妄想综合征。

（1）行为毒性（behavioral toxicity）：包括一系列症状和行为改变。有嗜睡、失眠、生动的梦境和噩梦、轻微抑郁或激动、焦虑、易激惹，对声音过敏、无精打采或坐立不安等表征，若进一步发展可导致谵妄。引起嗜睡的药物主要有抗组织胺药、抗高血压药等；引起生动梦境或噩梦的药物主要有抗高血压药、巴氯芬等。

（2）谵妄（delivium）：是一种严重的意识障碍，且常伴有动作增多等特征，临床表现为意识浑浊或模糊，注意力的指向、集中和转移能力下降，认知功能全面障碍，错觉和幻觉更为多见，也易产生思维连贯性障碍。

以下对几种药物做简单介绍：

（一）抗精神病药物——氯丙嗪

【别　名】冬眠灵、氧普马嗪、可乐定

【英文名】Chlorpromazine

【作　用】为中枢多巴胺受体的阻断剂。精神患者服用后，在不过分抑制情况下，迅速控制精神分裂病患者的躁狂症状，减少或消除幻觉、妄想，使思维活动及行为趋于正常。

大剂量时又可直接抑制呕吐中枢产生强大的镇吐作用，抑制体温调节中枢，使体温降低，基础代谢降低，器官功能活动减少，耗氧量减低而呈人工冬眠状态，能增强催眠、麻醉、镇静作用。

可阻断外周α-肾上腺素受体、直接扩张血管，引起血压下降。

可降低心脏的前负荷，而改善心脏功能（尤其是左心功能衰竭）对内分泌系统有一定影响。临床用于治疗精神病、镇吐、低温麻醉及人工冬眠，与镇痛药合用，治疗癌症晚期患者的剧痛，治疗心力衰竭。

【副作用】（1）口干、上肢不适、乏力、便秘、心悸、偶见泌乳、乳房肿大、肥胖、闭经等。

（2）注射或口服大剂量时可引起体位性低血压。

（3）对肝功能有一定影响，停药后可恢复。

（4）长期大量服用引起锥体外系反应，可发生过敏反应、皮疹、剥脱性皮炎、粒细胞减少，一旦发生必须马上停药。

（5）引起眼部并发症，角膜和晶体混浊眼压升高。

（6）有过敏史者、肝功能不良、尿毒症及高血压慎用，可引起抑郁症。

【剂　量】口服每次125～100mg，极量每次150mg，每天600mg；肌内注射或静脉点滴，每次25～50mg，极量每次100mg，每天400mg。

精神病患者：开始每次25～50mg，分2～3次服，逐渐增至每天300～450mg，症状减轻后再减到100～150mg。

治疗心力衰竭：肌内注射小剂量，每天5～10mg，一天1～2次。

（二）抗躁狂药——碳酸锂

【英文名】Lithium carbonate

【作　用】本品有明显抑制躁狂症作用，还可改善精神分裂症的情感障碍。一般于用药后6～7天症状开始好转。不过因碳酸锂无镇静作用，一般主张对严重急性躁狂患者先与氯丙嗪或氟哌啶醇合用，急性症状控制后再单用碳酸锂维持。

碳酸锂对造血系统有一定影响，对再生障碍性贫血、放疗和化疗引起的粒细胞减少症及其他各种病理性及医源性白血球减少，均有一定疗效。

本药小剂量用于子宫肌瘤合并月经过多、功能性子宫出血及其他月经过多症具有一定疗效。

【副作用】（1）有头昏、恶心、呕吐、腹痛、腹泻等副作用。

（2）积蓄中毒时，可出现脑病综合征（如意识模糊、震颤、反射亢进、癫痫发作等）乃至昏迷、休克、肾功能损害，故用药时须随时严密观察，即时减量。脑病综合征一旦出现，应立即停药，适当补充生理盐水，静脉注射氨茶碱，以促进锂的排泄。

（3）钠盐能促进锂盐经肾排除，故用药期间应保持正常食盐摄入量。每周应停药1天，以保安全。

（4）用药期间应定期测定血锂浓度，因为它与疗效及不良反应关系密切，治疗躁狂症时，锂浓度应为0.9～1.2mmol/L，此时不良反应较轻，超过1.5mmol则不良反应增多。

（5）老年人锂盐排泄慢，易产生蓄积中毒，注意调整剂量。

（6）本药不宜与吡罗昔康合用，否则可导致血锂浓度过高而中毒。

（7）严重心血管病、肾病、脑损伤、脱水、钠耗竭及服用利尿药者禁用。

【剂　量】（1）躁狂症口服，1天20.25mg/kg，分2～4次服用。一般剂量为每次0.125～0.5g，1天3次。开始可用较小剂量，以后可逐渐加到每天1.5～2g，甚至3g，症状控制后维持量为每天0.75～1.58g。

（2）粒细胞减少、再生障碍性贫血口服，每次300mg，1天3次。

（3）月经过多症月经第1天服0.6g，以后每天服0.3g，均分为3次服，共服3天，总量1.2g为一疗程。每一个月经周期服一疗程。

（4）急性细菌性痢疾每次0.18g，1天3次，首剂加倍。少数症状较重者，头1～3天每次剂量均可加倍，至症状及粪便明显好转后，以原剂量维持2～3天，再递减剂量，约3～4天停药。除体温过高需用解热药外，均不加用任何其他药物。总疗程约为7～10天。

五、自主神经系统用药

自主神经系统用药包括以下几种：拟胆碱药、抗胆碱药、拟肾上腺素药、抗肾上腺素。

以下对其中数种作简单介绍：

（一）拟胆碱药——匹鲁卡品

【英文名】Pilocarpine

【作　用】本品为节后拟胆碱药，直接作用于M胆碱受体、对腺体作用明显，促进汗、唾液、泪、消化液、呼吸道黏液的分泌，使胃肠道、胆道、呼吸道、膀胱、子宫等平滑肌张力和活动增加，抑制心血管系统，使血压下降，并有缩瞳、降低眼压和调节痉挛作用。临床用于治疗青光眼。

【副作用】滴眼后如吸收较多，可引起吸收中毒，如流涎、流泪、发汗、恶心、呕吐、腹泻、呼吸困难及血压下降等，可用阿托品（Atropine）解毒，并对症治疗。

【剂　量】治疗青光眼用0.5%～1%溶液滴眼。对闭角型青光眼的急性发作：第一小时每隔10～15分钟滴眼1次，后为每小时1次或3～4次/天，1～2滴/次，直到眼压控制为止。对开角型青光眼则根据病情需要，2～6次/天，1～2滴/次。滴药时应压迫内眦，以防止药液流入鼻腔吸收后引起中毒。涂眼：1%～2%眼膏，3次/天，或每晚1次。长效药膜放于眼结膜囊内，作用可持续1周。

（二）拟肾上腺素药——肾上腺素

【别　名】副肾素

【英文名】Adrenaline，Epinephrine，Suprarenine

【作　用】本品直接作用于肾上腺素α受体、肾上腺素β受体，能产生强烈快速而短暂的兴奋α和β型效应，对心脏β_1-受体的兴奋，可使心肌收缩力增强，心率加快，心肌耗氧量增加；作用于骨骼肌β_2-受体，可使血管扩张，降低周围血管阻力而减低舒张压；兴奋β_2-受体可松弛支气管平滑肌，扩张支气管，解除支气管痉挛；对α-受体兴奋，可使皮肤、黏膜血管及内脏小血管收缩。临床主要用于心脏骤停、支气管哮喘、过敏性休克，也可治疗荨麻疹、枯草热及鼻黏膜或齿龈出血。

【副作用】（1）有头痛、烦躁、失眠、面色苍白、无力、血压升高、震颤等不良反应。

（2）大剂量可致腹痛、心律失常。

（3）高血压、心脏病、糖尿病、甲状腺功能亢进、洋地黄中毒、心脏性哮喘、外伤性或出血性休克忌用。

【剂　量】常用量为皮下或肌内注射1次0.25～1mg。

六、循环系统药物

循环系统药物包括强心药、抗心绞痛药、抗心律失常药、受体阻断剂、降血压药、脑血管及周围血管扩张药。

（一）强心药——地高辛（狄戈辛）

【英文名】Digoxin，Davoxin

【作　用】本品为中效强心甙，能有效地加强心肌收缩力，减慢心率，抑制心脏传导。排泄快，蓄积性较小。用于充血性心力衰竭，室上性心动过速，心房颤动和扑动。

【副作用】过量时有恶心、呕吐、食欲不振、心动过缓等，一般于停药后1～2天消失。近期用过洋地黄类强心药者慎用。

【剂　量】成人口服：饱和量1～1.5mg。速给法，未用过强心甙的患者，首服0.25～0.5mg，以后每6～8天服0.25mg，于2～3天内获全效；近期内已用过强心甙者，则宜在4～7天内，分次小量服完饱和量。

【注意事项】新霉素、对氨基水杨酸（Aminosalicylic acid）会减少地高辛的吸收。红霉素、奎尼丁、维拉帕米则能使地高辛血中浓度提高。用药期间禁服钙剂。禁与酸碱药物配伍。

（二）抗心律失常药——苯妥英钠

【别　名】大仑丁

【英文名】Phenytoin sodium ，Dilantin

【作　用】本品抗心律失常作用主要是抑制心室和心房的异位元节律点，加速房室结的传导，不影响窦房结和心室内传导。主要用于室性心律失常，如室性早搏或室上性早搏，心脏手术后引起的心律失常，特别是洋地黄中毒引起的室性心动过速。但本品对心房颤动和心房扑动无效；对房性心律失常疗效较差。

【剂　量】成人口服：每次0.1～0.2g，一天3次。

七、呼吸系统药物

呼吸系统药物包括镇咳药、祛痰药、黏痰溶解药、平喘药。

（一）镇咳药——可待因

【英文名】Codeine

【作　用】本品对延脑的咳嗽中枢有直接抑制作用，其镇咳作用强而迅速，类似吗啡。除镇咳作用外，也有镇痛和镇静作用。临床主要用于镇咳，无痰干咳及剧烈、频繁的咳嗽。有少量痰液的患者，宜与祛痰药合用。

【副作用】（1）偶有恶心、呕吐、便秘及眩晕等。

（2）大剂量能明显抑制呼吸中枢，也可引起烦躁不安等中枢神经兴奋症状。

（3）小儿用药过量可引起惊厥。长期应用可引起依赖性，停药时可引起戒断综合征。

【剂　量】成人用量：口服15～30mg/次，一天3次，极量一次100mg，一天250mg。

（二）平喘药——沙丁胺醇

【别　名】舒喘灵，喘乐宁

【英文名】Salbutamol，Albuterol，Ventolin

【作　用】本品选择性激动支气管平滑肌上的β_2-受体，使支气管平滑肌松弛，从而解除支气管平滑肌痉挛。对支气管扩张作用较强，而对心脏的β_1-受体作用较弱，是目前较安全、最常用的平喘药。适用于防治支气管哮喘，喘息性支气管炎与肺气肿患者的支气管痉挛。

【副作用】（1）常见有肌肉震颤，好发部位为面颈部、四肢骨骼肌、心率增快或心搏强烈等。

（2）少见有头晕、目眩、口干、头疼、心烦、高血压、失眠、呕吐、面部潮红等。

【剂　量】成人用量：口服2～4mg/次，一天3次；气雾吸入0.1～0.2mg/次（只喷1～2下），必要时4小时重复一次。

八、消化系统用药

消化系统用药包括抑酸剂、抗溃疡药、胃肠解痉药、健胃消化药、保肝及抗脂肪肝药。

（一）抑酸剂——碳酸氢钠

【别　名】小苏打

【英文名】Sodium bicarbonate

【作　用】本药主要作用是中和胃酸，作用快、时间短、抗酸能力较弱，用于防治酸中毒，碱化尿液，软化耵聍。

【副作用】口服后易产生二氧化碳，引起腹胀、嗳气。过量可致碱中毒。

【剂　量】成人口服：0.5～1.5g/次，一天3次。静脉点滴：用以纠正酸血症（成人5%，100～200mL，儿童5mL/kg）。滴耳液一天1～2次。

【注意事项】严禁胃溃疡者使用；忌与酸性药物配伍。

（二）健胃消化药——乳酶生

【别　名】表飞明

【英文名】Lactasin，Biofermin

【作　用】本品为活乳酸杆菌的干制剂，能使肠内糖类酵解，产生乳酸，使肠内酸度提高，抑制腐败菌的繁殖和防止蛋白质发酵，从而抑制肠内产气。适用于消化不良、腹胀、小儿饮食不当等引起的腹泻。

【剂　量】成人口服：0.3～0.9g/次，一天3次，饭前服用，小儿酌减。

九、泌尿系统用药

泌尿系统用药包括强效利尿药、中效利尿药、弱效利尿药、渗透性利尿药、治疗尿崩症用药。

（一）强效利尿药——呋喃苯胺酸

【别　名】速尿、呋塞米

【英文名】Furosemide

【作　用】本品主要用于严重水肿，急性肺水肿或脑水肿，并可以用于预防肾功能衰竭。可抑制髓襻升支粗段对Nacl的重吸收，管腔内Nacl浓度增加，使肾髓质间液中Nacl减少。渗透压梯度降低，使管腔液透过集合管时，游离水重吸收减少，影响尿的浓缩过程。其利尿作用迅速、强大。本品在小剂量时，利尿效果与噻嗪类相似，随剂量增加，利尿作用增加。

【副作用】易引起电解质紊乱，如低血容量、低血钠、低血钾、低血氯性碱中毒、高氮质血症及高尿酸血症。

【剂　量】肌内注射或静脉注射：隔天一次，每次20mg，口服，每天20～40mg，可酌情增加。

（二）治疗尿崩症用药——尿崩停

【别　名】垂体后叶粉鼻吸入剂

【英文名】Insufflation posterior pituitary

【作　用】其主要成分为抗利尿素（加压素）。用于治疗尿崩症。

【副作用】呼吸道和副鼻窦疾患、哮喘患者禁用。并注意吸收不宜过猛、过深。

【剂　量】每次30～40mg，倒在纸上，卷成纸卷，压住左鼻孔，将纸卷插在右鼻孔内，轻轻将药粉吸入鼻腔内。作用时间为6～8小时，作用消失后再继续吸入。

十、解热镇痛抗炎及抗痛风药

解热镇痛药具有解热、消炎止痛、抗风湿作用。长期大剂量应用可引起许多不良反应，以下方面应引起注意：

（1）诊断不明确的患者应避免服用。因为这类药物多属对症治疗，随便服用易掩盖症状而影响诊断。

（2）适用于高热（39℃以上），尤其是小儿高热惊厥或昏迷患者，持续发热不退者；伴有头痛、意识障碍、谵妄的中度发热（39℃以下）；病因明确的长期发热性疾病，如癌性发热等。

（3）避免长期服用。除用于风湿热及风湿性或类风湿性关节炎外，一

25

异军突起的西药家族

般疗程以不超过一周为宜。

（4）老年体弱、幼儿及体温在40℃以上的发热患者，剂量宜小。宜选用退热作用缓和的药物，如阿司匹林、扑热息痛等，以免高热骤降，大量出汗等而引起虚脱。

（5）这类药物对消化道有明显的刺激作用，易诱发或加重溃疡和出血，故消化道溃疡患者应避免服用或慎用。

（6）解热镇痛药仅对头痛、牙痛、肌肉痛、关节痛、神经痛及月经痛等慢性钝痛有效，而对创伤剧痛、平滑肌痉挛引起的疼痛几乎不起止痛作用。

（7）本类药物之间有交叉过敏反应，对肝肾有不同程度的毒性，故肝肾功能不全者应慎用或禁用。尤其是扑热息痛（Paracetamol）可引起急性肝坏死。

（8）阿司匹林、水杨酸盐、消炎痛（Indomethacin）等易透过胎盘诱发畸胎，故孕妇应禁用。

为何不能频用解热镇痛药

几乎每个人都会遇到发热与疼痛，如果一有丁点的症状，就滥用解热镇痛药，会带来种种不良后果：

（1）发热疼痛往往只是疾病的表面现象。滥用解热镇痛药，抑制住了发热疼痛，反而会掩盖疾病的真相，延误即时的诊断和治疗。

（2）过敏反应。安乃近（Metamizole sodium tablets）、扑热息痛可引起过敏反应，出现皮疹、药物热或加重哮喘。

（3）肝损害。阿司匹林、保泰松（Phenylbutazone）、消炎痛可引起肝损害而出现肝肿大、肝区不适、转氨酶升高等症状。

（4）肾损害。解热镇痛药会抑制前列腺素的合成，引起慢性间质性肾炎、肾乳头坏死、肾功能不全等。

（5）诱发胃溃疡。水杨酸类、阿司匹林、消炎痛、布洛芬等药物可刺激胃黏膜，诱发胃溃疡，甚至胃出血和胃穿孔。

（6）血细胞减少。安乃近、保泰松、消炎痛可抑制骨髓而引起血细胞减少，甚至导致粒细胞缺乏。

（7）出血倾向。水杨酸类、阿司匹林等能抑制凝血酶原在肝内的形成，使凝血酶原在血液中的含量下降，还会影响血小板的生理功能，使凝血时间延长，凝血功能受影响，导致出血倾向。

（8）服用消炎痛可出现中枢神经系统症状，如头痛、眩晕等。

（9）长期服用解热镇痛药，有时还会成瘾。

十一、影响血液及造血功能药物

血液及造血功能药物包括促凝血药、抗凝血药、血浆及血浆代用品、抗贫血药、促进白血球增多药、抗血小板药物。

（一）抗凝血药——枸橼酸钠

【别　名】柠檬酸钠

【英文名】Sodium citrate

【作　用】枸橼酸根与血中钙离子形成难解离的络合物，钙离子是凝血过程中所需的物质之一，血液中钙离子减少，而使血液凝固受阻。本品仅用于体外抗凝血。

【剂　量】输血时预防血凝，每100mL加入输血用枸橼酸钠注射液10mL。

（二）抗贫血药——硫酸亚铁

【别　名】硫酸低铁

【英文名】Ferrous sulfate

【作　用】铁是形成血红蛋白所必需的物质。吸收到骨髓的铁，经过生化反应与原卟啉结合形成血红素，再与珠蛋白结合成为血红蛋白，进而促进红血球发育成熟。

临床上用于纠正和预防缺铁性贫血。对慢性失血，如月经过多、消化道溃疡、痔疮出血等，以及营养不良、妊娠、儿童生长期引起的缺铁性贫血效果较好。

【副作用】本品对胃肠道有刺激性，故饭后服较好。本品服用期间，可能有黑便现象，停药后可消失。口服过量会引起胃肠道出血等、严重时可至休克。

【剂　量】口服，成人，每次0.3g，一天3次。饭后服用。小儿0.1~0.3g/次，一天3次。

十二、营养药

营养药是指人体摄取营养素，透过消化吸收，维持生理需要，使其健康生长发育的过程的一种药物。营养药包括维生素类、微量元素类。下面将选择几种比较常用的维生素类做简单说明。

什么情况下需要补充维生素？

人体必需的六大营养要素是碳水化合物、蛋白质、脂肪、盐类（包括微量元素）、维生素和水。作为其中之一的维生素，除少数几种可在体内合成或由肠内细菌产生外，绝大多数都必须透过食物获得。一般来说，人体需要的维生素量比较少，由普通食物供给已经绰绰有余，根本不需要额外补充，所以，把维生素当成营养品滥用，无异于画蛇添足，是一件有害无益的事情。只有在某些特殊情况下，才可能发生维生素不足，这时才需要做适当的补充。而维生素不足主要有以下几种情况：

（1）吸收障碍或慢性消耗性疾病。如肝脏疾患、胃大部切除术后、胃酸分泌不足或胃酸缺乏、胃肠功能紊乱、慢性腹泻等。比如严重肝脏疾患时就易出现维生素K的合成障碍。

（2）长期服用广效抗生素可使肠道细菌受抑制而不能为人体提供维生素。比如，慢性便秘患者如果长期服用液体石蜡时，可引起脂溶性维生素缺乏。

（3）某些疾病的辅助治疗需要补充维生素。如缺铁性贫血、过敏性疾病、心血管疾病都需要用维生素C作为辅助治疗。

（4）机体处于特殊状态时。如生长发育期的儿童、孕产妇、哺乳期妇女以及某些特殊工种的工人都需要额外的补充维生素。

（5）食物来源不足或食物中的维生素含量过少。如食谱不合理、偏食、厌食或老年人吞咽困难，长期食欲不振等。

（6）食物烹调方法不当导致的维生素流失。如淘米过度，煮粥加盐，长期过量食用油炸煎炒食品等。

最后要注意的是，由于维生素缺乏引起的疾病，应根据缺什么补什么的原则即时给予相应的补充。如坏血病要补维生素 C；脚气病需要维生素 B_1；夜盲症则需维生素 A；佝偻病需要维生素 D。刚开始时，剂量可以稍大，以便迅速收到成效，之后就可根据需要量维持治疗。

（一）维生素B的合理服用

维生素B在临床上主要是用于治疗雷米封及肼苯哒嗪等引起的周围神经炎；也可用于妊娠呕吐、放射病和抗恶性肿瘤药物所致的恶心呕吐，还可用于治疗贫血和降低血中胆固醇；局部涂擦治疗痤疮、酒渣鼻、脂溢性皮炎等。维生素B还可广泛地做为其他药物治疗的辅助用药，减少不良反应，提高治疗效果。

维生素B在食物中广泛存在，生理需要量又极少，所以一般人不用额外补充，但它与其他药物联用时一定要注意，如果联用不当，会引起相反的结果，故联用时应注意如下几点：

（1）维生素B与雷米封（Isoniazid）的化学结构相似，因之能减弱雷米封的抗菌作用，所以两种药物不宜常规合并服用。但是当雷米封服用过量，用药时间过长而产生周围神经炎等副作用时，可以与维生素B合并服用，但剂量也不宜超过每天30mg。

（2）维生素B与左旋多巴联用会降低疗效。因为维生素B是多巴脱羧酶的辅酶，会加速左旋多巴的代谢而影响其疗效。

（3）大剂量维生素B可降低苯巴比妥（Phenobarbital）、苯妥英钠（Phenytoinum natricum）的血药浓度。

（4）维生素B可用于治疗妊娠期呕吐。但近年来研究发现，孕妇服用大剂量维生素B可引起胎儿短肢畸形。故孕妇最好不用或尽量小剂量服用。

（5）长期服用乙胺碘呋酮（Amiodaron）患者，光敏感性增高。如果与维生素B（每天40～100mg）联用，则可抑制此不良反应，而且不影响其治疗作用。

异军突起的西药家族

（二）维生素C的合理服用

维生素C具有多方面的作用：可促进机体丙种球蛋白形成，增强抗感染能力；可改善心肌代谢、增强收缩力；在体内参与生物氧化还原过程，有利于红血球生成以及肾上腺皮质激素和神经递质等的合成；可参与解毒过程，促进重金属离子排出体外，有阻止致癌物质亚硝胺生成的作用；可促进胶原纤维与组织黏合质的形成，促使伤口的愈合。

由于维生素C的治疗作用非常广泛，因此滥用维生素C的情况也比较严重，甚至有些人认为维生素C服用的越多越好，可以防病治病。其实，虽然维生素C的毒性很小，但长期过量服用，或与某些药物联用，都有可能产生不良反应：

（1）大剂量服用维生素C，会在体内转变为草酸，显著增加尿中草酸盐或尿酸盐的排泄而形成肾结石。

（2）长期大量服用维生素C可使血栓发生率明显增加，也可影响血小板的结构和功能。

（3）长期大量服用维生素C后，一旦突然停药，有可能出现坏血病症状。

（4）维生素C会增加小肠蠕动，易引起腹痛、腹泻，但此类症状很快会消失。

（5）处于生长时期的小儿长期服用过量维生素C容易患骨骼疾病。

（6）静脉注射可使注射部位疼痛或坏死。

（7）大剂量维生素C可导致部分妇女不孕。孕妇服用过量维生素C会影响胎儿发育，导致流产和死胎。

（8）维生素C不能与维生素B同服。因为维生素C是一种还原剂，会使核黄素转变为还原型维生素B，而不能发挥其参与构成核黄素酶的辅酶，从而无法维持与修复人体细胞的正常功能，丧失治疗口角炎、舌炎、阴囊炎以及核黄素缺乏症的作用。

（9）维生素C还会破坏食物中的维生素B_{12}，导致维生素B_{12}缺乏。

（10）白癜风患者不宜服用维生素C，而且还要少吃富含维生素C的食物，如柚子、柑桔、奇异果等。因为白癜风是一种局限性色素代谢障碍性皮肤病，维生素C可使黑色素的生成中断，还能使血清酮氧化酶含量降低，影响到酪氨酸酶的活性，使之不能合成黑色素，从而加重白癜风。

（三）维生素E的合理服用

维生素E有强大的抗氧化作用，在抗衰老、抗肿瘤和预防心血管疾病等许多方面都有一定的作用。同时它也是一种极好的妇科良药。

维生素E的用途：

（1）维生素E为自由基清除剂之一，在体内可作为抗氧化剂，稳定不饱和脂肪酸，拮抗其氧化，因此具有抗衰老作用。临床上常用其复方制剂，但以维生素E为主。

（2）维生素E可以保护血管，改善血液循环，防止胆固醇沉积。近年来广泛地应用于预防和治疗动脉硬化症，以及治疗进行性肌营养不良、肌萎缩、脊髓侧索硬化症。

（3）维生素E与微量元素硒的代谢有密切关系，二者互相依存，可以改善细胞的正常功能，增强人的体质和活力。维生素E还可减轻各种毒物对人体器官的损害，可每次口服10～50mg，每天1～3次。

（4）维生素E可用于治疗外阴瘙痒症和外阴萎缩症。治疗阴道炎时，可采用维生素E栓剂，每天用200～600mg阴道塞入，疗效较为满意。

（5）维生素E可提高子宫内膜对雌激素的感受性作用，从而对月经异常和性腺机能减退症状有显著的治疗作用。

（6）维生素E能维持生殖器官的正常机能，使卵巢重量增加，促进卵泡的成熟，促使黄体增大。它还可抑制孕酮在体内的氧化，从而增强孕酮的作用，对于治疗习惯性流产和早期流产效果非常显著。维生素E又有别名叫生育酚，可用于治疗妇女不孕症。

（7）用于治疗产后缺乳。每次服用200mg，每天2～3次，连续服药5天，大部分产妇可增加乳汁分泌。

（8）妇女放环后月经过多，可在月经干净后每天口服100mg，14天为一疗程。

（9）取少许维生素E胶丸中的药液涂于冻疮表面，轻轻摩擦，每天只

异军突起的西药家族

需一次，数天后冻疮便可痊愈。

维生素 E 的不良反应：

正常人每天的维生素 E 需要量为5～30mg，而维生素 E 作为一种脂溶性维生素，广泛地存在于绿叶蔬菜和植物油如玉米油、大豆油中，一般情况下并不需要刻意的补充。维生素 E 虽然毒性很低、副作用少，但如果当成营养药大量服用，仍会产生许多不良反应。

维生素 E 常用口服剂量为每次10～100mg，每天1～3次。大剂量则是指每天服用400mg以上，长期是指连续服用6个月以上。

（1）如果成年人大剂量长期服用，可明显增加尿中雄性激素的排泄，这对痤疮以及一些与性激素有关的肿瘤会产生影响。而小孩子若每天摄入量超过每千克体重15mg，可造成血清肌酸激酶活性与尿肌酸排泄量增多，并且会感觉肌肉无力，容易疲乏。

（2）缺铁性贫血患者在应用铁剂治疗的同时服用大量维生素 E，会妨碍铁的吸收。大量维生素 E 可使激素代谢紊乱，造成闭经或月经过多、乳房增大、肿痛等症状，还可使血中胆固醇和甘油三酯水准升高，免疫功能减退。

（3）大剂量维生素 E 可引起血小板聚集和血栓形成，使高血压、动脉硬化性心脏病、甲状腺机能减退及肥胖患者发生血栓性静脉炎或肺栓塞。

（4）大剂量维生素 E 可引起动物肝脏脂肪浸润，并影响维生素 K 凝血因数的血浓度，导致出血。因此凡有严重肝胆疾病，且长期服用水杨酸类药物或服用抗凝血药双香豆素，而造成凝血酶原过低以及一切具有出血倾向疾病的患者，服用该药时都应特别小心。

（四）服用维生素的注意事项

（1）指征要明确。只有明确诊断为维生素缺乏症后，方可对症下药，服用维生素，切不可盲目滥用。如果维生素每天服用超过2 000U，时间长达2周以上，就有可能发生中毒，又如在服用复方新诺明（Paediatric compound sulfamethoxazole tablets）抗生素期间同时服用维生素，有可能引起结晶尿，导致肾脏损害。

（2）找准病因，准确治疗。大多数维生素缺乏是疾病引起的，所以真正治疗的方法是找出病因，从根本上入手治疗，而绝不能单纯依赖维生素的补充。

（3）掌握用药时间。如水溶性维生素B_1、维生素B_2、维生素 C 等宜饭后服用，因为此类维生素会较快地透过胃肠道，如果空腹服用，则很可能在人体组织未充分吸收利用之前就被排出。而脂溶性维生素 A、维生素 D、维生素 E 等也应在饭后服用，因饭后胃肠道有较充足的油脂，有利于它们的溶解，促使这类维生素更好地吸收。所以要把握好服用时间，才能保证达到预期的效果。

（4）严格掌握剂量和疗程。很多人将维生素类药物当作无害的补品，认为它们安全，又可增强人体抵抗力，所以就任意服用，这是不可取的。如果成年人在短期内服用维生素 A 200万～600万U，儿童一次用量超过30万U，均可引起急性中毒。每天服用25万～50万U的维生素 A 长达数周甚至数年者，也可引起慢性中毒。孕妇服用过量的维生素 A，还可导致胎儿畸形。

（5）应注意维生素与其他药物的相互作用。维生素 C 能破坏维生素B_{12}；液体石蜡可减少脂溶性维生素 A、维生素 D、维生素 K、维生素 E 的吸收并促进它们的排泄；广谱抗生素会抑制肠道细菌而使维生素 K 的合成减少；有酶促作用的药物如苯巴比妥、苯妥英钠以及阿司匹林等，可促进叶酸的排泄；铁剂伴服维生素 C 可以增加铁离子的吸收量；维生素 B 口服 10～25mg，可迅速消除左旋多巴的治疗作用；维生素 C 和维生素B_1不宜与氨茶碱合用，也不宜与口服避孕药同服，以免降低药效。

十三、中枢兴奋药

中枢兴奋药是指具有兴奋神经、提神醒脑、增进思维作用的药物，它能够促进肾上腺素的分泌，从而达到抗疲劳的作用。它也是解决亚健康（精神疲倦、四肢倦怠、气短心悸、少气懒言）的一种药物。

（一）中枢兴奋药——咖啡因

【别　　名】咖啡碱

【英文名】Caffeine

异军突起的西药家族

【作　用】小剂量使用能增强大脑皮质的兴奋过程，振奋精神，减少疲劳；加大剂量则有兴奋延脑生命中枢的作用，可使呼吸加深、加快，血压回升及血循环改善。临床主要用于：①抢救各种原因引起的呼吸抑制、循环衰竭及对抗中枢抑制药中毒等。②与溴化物合用可调节大脑皮质兴奋过程与抑制过程，治疗神经官能症。③与解热镇痛药合用可增强镇痛效果，与麦角胺合用可治疗偏头痛。

【副作用】（1）过量中毒时可兴奋脊髓，引起强直性惊厥。

（2）孕妇慎服。

【剂　量】对抗中枢抑制肌内注射或皮注安钠咖，0.25~0.5g/次，根据病情2~4小时可重复注射。

（二）中枢兴奋药——洛贝林

【别　名】祛痰碱、山梗菜碱、祛痰菜碱、北美山梗菜碱

【英文名】Lobeline

【作　用】能选择性地兴奋颈动脉体化学感受器，反射地兴奋呼吸中枢，大剂量也能直接兴奋呼吸中枢。

临床主要用于新生儿窒息、一氧化碳中毒引起的窒息、吸入麻醉药及其他中枢抑制剂（如阿片、巴比妥类）的中毒，以及肺炎、白喉等传染病引起的呼吸衰竭。

【副作用】大剂量能引起心动过速、传道阻滞及呼吸抑制，甚至可引起惊厥。

【剂　量】皮下或肌内注射，成人3~10mg/次，极量20mg/次，50mg/天；儿童1~3mg/次。静脉注射，成人3mg/次，极量20mg/天；儿童0.3~3mg/次，必要时，每半小时可重复1次。

十四、镇痛药

（一）镇痛药——吗啡

【英文名】Morphini

【作　用】具有镇痛、镇静、镇咳、抑制呼吸及肠蠕动作用，用于剧烈

疼痛及麻醉前给药。

【剂　量】常用量皮下注射，一次5～15mg，一天15～40mg。

【注意事项】可致依赖性。婴儿、哺乳期妇女、严重肝功能不全、肺源性心脏病、支气管哮喘及颅脑损伤等禁用。

（二）镇痛药——哌替啶

【别　名】杜冷丁、唛啶、地美露

【英文名】Pethidne

【作　用】作用及机制与吗啡相似，镇痛作用相当于吗啡1/10～1/8，应用于各种剧痛，如创伤、烧伤、烫伤、术后疼痛、心源性哮喘、麻醉前给药、内脏剧烈绞痛，还可与氯丙嗪、异丙嗪等合用进行人工冬眠。

【副作用】头痛、头昏、出汗、口干、恶心、呕吐等，过量可致瞳孔散大、惊厥、心跳过速、血压下降、呼吸抑制、昏迷等。

【剂　量】口服每次50～100mg，极量每次200mg，每天600mg；皮下注射或肌内注射每次25～100mg，极量每次150mg，每天600mg，两次用药间隔不宜少于4小时。

【注意事项】成瘾性比吗啡轻，但连续应用亦成瘾，不宜皮下注射，因对局部有刺激性，儿童慎用，不宜与异丙嗪多次合用否则可致呼吸抑制引起休克等。

十五、生化制剂

（一）生化制剂——三磷酸腺苷

【别　名】三磷腺苷，三磷酸腺苷二钠，腺三磷

【英文名】Adenosine triphosphate，简称ATP

【作　用】本品为重要辅酶，有改善机体代谢的作用，参与体内脂肪、蛋白质、糖、核酸以及核苷酸的代谢。同时又是体内能量的主要来源，当机体需要能量时，本品分解为二磷酸腺苷及磷酸基，可释放出大量能量。

【副作用】静脉注射过快可发生心动过缓，引起低血压及眩晕等。脑出血初期忌用。偶可引起过敏反应，发生过敏性休克。

【剂　量】肌内注射或静脉注射，20mg/次，1～2次/天。

（二）酶类——胰蛋白酶

【英文名】Trypsin，Parenzyme

【作　用】为蛋白质水解酶，能选择地水解蛋白质中由赖氨酸或精氨酸的羧基所构成的肽链，消化溶解变性蛋白质，但对未变性的蛋白质无作用，因此，能使脓、痰液、血凝块等分解、变稀，易于引流排除，加速创面净化，促进肉芽组织新生；此外还有抗炎症作用。

临床上多用于脓胸、血胸、外科炎症、溃疡、创伤性损伤、瘘管等所产生的局部水肿、血肿及脓肿等；喷雾吸入可用于呼吸道疾病；也可用于治疗毒蛇咬伤。

【副作用】（1）寒战、发热、头痛、头晕、胸痛、腹痛及腹泻等。

（2）不可用于急性炎症及出血空腔中。

（3）肝、肾损伤、血凝异常和有出血倾向者忌用。

【剂　量】肌内注射，1 000～2 000U或5 000U用生理盐水或注射用水溶解，1次/天。毒蛇咬伤：取本品2 000U，1～3支，加0.25%～0.5%盐酸普鲁卡因液（或注射用水）4～20mL溶解，以牙痕为中心，在伤口周围做浸润注射。或在肿胀部位上方做环形封闭1～2次，如病情需要可重复服用。

十六、生殖系统及泌乳功能用药

催产素

【别　名】Pitocin、Syntocinon

【英文名】Oxytocim

【作　用】同脑垂体后叶，可使子宫产生收缩，用于催产及分娩时子宫收缩无力、产后出血、子宫复旧不全等。此药物副作用较少，能增加冠状动脉血流量，心血管疾病患者仍可服用。

【剂　量】引产或催产：静脉点滴每次2.5～5U，用5%葡萄糖注射液500mL稀释后滴入，开始每分钟8～10滴，以后视子宫收缩情况而增减，最快每分钟不超过40～60滴。预防产后出血及产后止血：静脉注射，每次

5～10U，极量1次20U。

【注意事项】（1）凡有剖腹产史者、胎位不正、横位、骨盆过狭及产道阻碍者忌用。

（2）滴注不宜过快，否则子宫收缩强直，易导致胎儿死亡、胎盘早期剥离或子宫破裂等。

十七、抗癫痫药

（一）什么是癫痫

癫痫包括多组疾病和综合征，是由多种原因引起的一种慢性脑功能障碍性疾病，不论病因如何，均以病程中有反复发生的大脑神经元过度放电所致的暂时性中枢神经系统功能失常为特征，根据异常放电神经细胞所涉及的部位及其放电扩散范围的不同，临床上可有短暂的运动、感觉、意识、行为、自主神经等不同障碍。具有发作性、复发性及通常自然缓解的特点。

（二）抗癫痫药——卡马西平

【别　　名】酰胺咪嗪、痛惊宁、痛痉宁、卡巴咪嗪

【英文名】Carbamazepine

【作　　用】对精神运动性发作最有效，对大发作、局限性发作和混合型癫痫也有效，减轻精神异常对伴有精神症状的癫痫尤为适宜。有抗利尿作用，预防或治疗躁狂抑郁症、抗心律失常。

【副作用】（1）有头晕嗜睡、乏力、恶心、呕吐症状。偶见过敏反应，应抗过敏治疗。

（2）偶见粒细胞减少，可逆性血小板减少，甚至引起再生障碍性贫血和中毒性肝炎等，应定期检查血常规。

（3）可致甲状腺功能减退，大剂量时可引起房室传道阻滞应控制剂量，心肝肾功能不全者及初孕妇、授乳妇女忌用，青光眼、心血管严重疾患及老年人慎用，定期查血常规、肝功能及尿常规。

【剂　　量】癫痫、三叉神经痛口服一次100mg，开始一天2次以后每天3次；尿崩症口服每天600～1 200mg；抗躁狂症每天300～600mg，分2～3次

异军突起的西药家族

服，最大剂量每天1 200mg；心律失常口服每天300～600mg，分2～3次服。

十八、催眠镇静安定药

（一）地西泮

【别　名】苯甲二氮䓬、Valium

【英文名】Diazepamum

【作　用】主要用来与其他抗癫痫药物合用治疗癫痫大、小发作。地西泮的镇静、肌肉松弛和抗惊厥作用居苯二氮䓬类药物的首位，可用于治疗各种焦虑症，以及伴有焦虑、紧张的神经官能症，亦可用于治疗癫痫持续状态。地西泮的催眠作用并不直接作用于大脑皮质，故此患者易从睡眠状态中被唤醒，而且睡醒后并没有巴比妥类药物所有的疲倦、思睡、眩晕、头痛、精神不振等现象，停药后亦无"反跳"现象，减少了停药困难以及成瘾等问题。地西泮还可用于治疗急性心肌梗死、室性心律失常，如室性早搏和室性心动过速等。地西泮副作用小，服用安全，范围广。

【副作用】偶见运动失调、皮疹及白血球减少等。过量服用可引起头痛、言语不清、心动过缓、血压下降、视物模糊及复视等现象。

【剂　量】口服：镇静用每次口服2.5mg，每天3次；催眠每次5mg，睡前一次口服；抗惊厥每次10～20mg。静脉注射或肌内注射，用于心律失常电转复时，可静脉点滴20～30mg，使患者很快入睡，以便进行电击。

【注意事项】孕妇和婴儿不宜服用，有青光眼病史及重症肌无力患者禁用。不宜与鲁米那合用，以免增强中枢神经系统抑制作用，使老年人发生精神错乱。

（二）地西泮类药物有何副作用

地西泮类药物是一种抗焦虑类药物，包括地西泮及其衍生物硝西泮（Nitrazepam）、艾司唑仑（Estazolamum）、阿普唑仑（Valeans）等。它具有稳定情绪，减少焦虑紧张状态，改善睡眠等作用。因其服用安全，副作用极少，所以得到了广泛的使用，但是它仍然具有一定的副作用，比如有些患者长期服用下会形成依赖性，停药之后会出现戒断综合征，而这一点往往极易被人所忽视。

戒断综合征主要表现为少服一次即感难受，精神萎靡或兴奋。明显的精神症状多出现于停药1～3天后，表现出焦虑、失眠或是欢欣、兴奋、震颤，以及肌肉抽搐、头痛、胃肠功能失调、厌食、人格解体、感知觉过敏、幻觉妄想、癫痫发作、谵妄状态等症状，一般来说，2～4周后症状会消失。

地西泮类药还有可能造成慢性或急性中毒。长期服用地西泮可造成慢性中毒，表现为躯体消瘦、倦怠无力、面色苍白、皮肤无光泽、性功能低下，以及失眠、焦躁不安、情绪低落等；一次大量服用地西泮类药则可致急性中毒而昏迷甚至死亡。

地西泮类药虽然有很好的治疗作用，但也有毒副作用，因此临床上尽量不要使用此类药物，如果要用，也要注意，能用小剂量的绝不用大剂量，能短期服用的绝不长期服用。一般来说，地西泮类药连续服用不宜超过3～4个月，而且，一旦形成对地西泮类药物的依赖，应逐渐减少用药直至完全停药，以减轻生理依赖所造成的戒断反应。此外还应给予心理治疗，以消除患者的心理依赖。

十九、抗过敏药（也称抗变态药）

过敏反应也称为变态反应，是机体受到抗原刺激后引起组织损伤或功能紊乱的病理性免疫反应。临床上可分为四型。①Ⅰ型过敏反应（速发型），常见的有过敏性鼻炎、支气管哮喘、荨麻疹和过敏性休克等。②Ⅱ型过敏反应（细胞溶解型或细胞毒型），如输血反应、药物过敏性粒细胞减少症，药物或自体免疫性溶血性贫血、血小板减少性紫癜等。③Ⅲ型过敏反应（免疫复合物反应），如肾小球肾炎、类风湿性关节炎。变应性脉管炎。血清病和全身性红斑狼疮等。④Ⅳ型过敏反应（迟缓型），如接触性皮炎、结核性干酪样病变、乙型肝炎、溃疡性结肠炎及异体移植排斥反应等。

常用的抗过敏药物主要包括四类：

（1）抗组胺药。常用的有苯海拉明（Diphenhydramine hydrochloride）、扑尔敏（Chlorphenamine maleate）、赛庚啶（Cyproheptadine）、息斯敏

异军突起的西药家族

（Astemizole）、特非拉丁等。这种抗过敏药最适用于Ⅰ型过敏反应，是最常用的抗过敏药物。这类药物均为H_1受体阻滞剂，因其与组胺有相似的化学结构，故能与之竞争抵抗组胺受体，对皮肤黏膜过敏反应的治疗效果较好，对血清病的荨麻疹也有效，但对有关节痛和高热者无效；对昆虫咬伤的皮肤瘙痒和水肿有良效；对支气管哮喘疗效较差。用药剂量则应视具体情况而定，驾驶人员或机械操作人员工作时应避免服用中枢抑制作用较强的品种。

（2）钙剂。主要有葡萄糖酸钙（Calcium gluconate）、氯化钙（Calcium）等。这种药物能增加毛细血管的致密度，降低通透性，从而减少渗出，减轻或缓解过敏症状，常用于治疗荨麻疹、湿疹、接触性皮炎、血清病、血管神经性水肿等过敏性疾病的辅助治疗。通常采用静脉注射，奏效迅速。钙剂注射时有热感，宜缓慢推注，注射过快或剂量过大时，可引起心律紊乱，严重的可致心室纤颤或心脏停搏。

（3）免疫抑制剂。这类药物主要有肾上腺皮质激素，如泼尼松（Prednisone）、地塞米松（Dexamethasone），以及环磷酰胺（Cyclophosphamide）、硫唑嘌呤等。因对机体免疫功能具有非特异性的抑制作用，对各型过敏反应均有效，但主要用于治疗顽固性外源性过敏反应性疾病、自身免疫病和器官移植等。

（4）过敏反应介质阻滞剂，也称为肥大细胞稳定剂。这类药物主要有色甘酸钠、色羟丙钠、酮替芬等。主要用于治疗过敏性鼻炎、支气管哮喘、溃疡性结肠炎以及过敏性皮炎等。

二十、甲状腺激素

甲状腺激素为碘化酪氨酸的衍化物，包括甲状腺素（Thyroxin，T4）和三碘甲状腺原氨酸（Triiodothyronine，T3）。正常人每天释放T4与T3量分别为75μg及25μg。

甲状腺激素——甲状腺粉

【别　名】干甲状腺

【英文名】Thyroid，Gland

【作　用】维持正常的身体发育，促进新陈代谢等。主要用于甲状腺素功能不足而引起的呆小病（克汀病）、黏液性水肿病及其他甲状腺功能减退症。

【副作用】（1）长期过量服用可引起甲状腺功能亢进，其表现出心悸、多汗、手震颤、消瘦、神经兴奋性升高和失眠。

（2）与苯妥英钠（Phenytoinum natricum）、阿司匹林、口服降糖药合用，可增加其作用，不良反应也随之加重，须避免同时服用。

（3）老人及心脏病患者服用可能导致心绞痛和心肌梗死。

【剂　量】口服常用量每次10~40mg，每天20~120mg，最高量每天不超过160mg。

二十一、抗甲状腺药

甲状腺炎多为葡萄球菌、链球菌及病毒感染所致。分为急性、亚急性、自身免疫性甲状腺炎及侵袭性纤维性甲状腺炎等。有以下几种情况：

（1）急性甲状腺炎：多由化脓性细菌感染所致，表现为高热、患部剧痛、肿大、波动，皮肤发红、伸颈及吞咽时疼痛加剧。

（2）亚急性甲状腺炎：与上呼吸道感染、腮腺炎病毒感染有关，突感甲状腺疼痛、中度肿大、质地较硬、伴有发热等，早期T3、T4升高，中期T3、T4下降。

（3）慢性淋巴性甲状腺炎：自体免疫性疾病，比较多见，多发于30~50岁妇女。表现为甲状腺增大、对称、质硬而平滑，并伴有轻度甲状腺功能低下症状。

抗甲状腺药——丙硫氧嘧啶

【别　名】PTU

【英文名】Propylthiouracil

【作　用】能抑制过氧化酶系统，使被摄入到甲状腺细胞内的碘化物不能氧化成活性碘，从而酪氨酸不能碘化；同时，一碘酪氨酸和二碘酪氨酸的缩合过程受阻，以致不能生成甲状腺激素。但因为不能直接对抗甲状腺激素，须待已生成的甲状激素耗竭才能产生疗效，故作用较慢。

适用于甲状腺功能亢进中轻症和不适宜手术或放射性碘治疗者，如儿童、青少年，及手术后复发而不适于放射性碘治疗时的辅助治疗。甲状腺危象中可做为辅助治疗以阻断甲状腺素的合成。为了减少麻醉和手术后合并症，防止术后发生甲状腺危象，术前可服用本品使甲状腺功能恢复到正常或接近正常，术前两周左右加服碘剂。

【副作用】（1）有荨麻疹、瘙痒、食欲不振、思睡、头痛等，个别可出现严重不良反应如白血球减少症和粒细胞缺乏症，故应定期检查血象及肝功能。

（2）结节性甲状腺肿合并甲状腺功能亢进症者、甲状腺癌患者忌用。

（3）磺胺类、对氨水杨酸、保泰松、巴比妥类（Barbiturates）、酚妥拉明（Phentolamine Mesylate Capsules）、妥拉唑林（Tolazoline）、维生素B_{12}、磺酰脲类等都有抑制甲状腺功能和引起甲状腺肿大的作用，合用本品时须注意。同时使用前应避免服用碘剂。

（4）孕妇慎用，哺乳期妇女禁用。

【剂　量】口服常用量，1次0.05～0.1g，一天0.15～0.3g；极量，1次0.2g，一天0.6g。甲状腺功能亢进的内治疗开始时一天0.2～0.6g，分3次服，待症状缓解后，改用维持量一天25～100mg。甲状腺危象，一天0.4～0.8g，分3～4次服用，疗程不超过1周。

二十二、抗震颤麻痹药

震颤麻痹又称为帕金森氏病，是发生于中年以上的中枢神经系统中椎体外系病变性疾病，以肌强直、震颤和运动减少为临床主要特征。原发性震颤麻痹发生的原因至今尚不十分清楚，唯一能够确定的是在椎体外系通路中有一个叫纹状体的神经核团，其中分泌多巴胺的神经原功能受到损伤，而神经递质多巴胺的减少使得与其相平衡的分泌胆碱能递质的神经元功能占据了优势，从而导致椎体外系对运动神经的控制机能失去了平衡。

震颤麻痹发病年龄多在40岁以上，男性多于女性，偶见青年发病。一般来说病程较长，多呈持续进展状态，且晚期可完全丧失活动能力，因并发症而死亡。常见的并发症有痴呆和甲状腺功能亢进。

（一）抗震颤麻痹药——苯海索

【别　名】安坦

【英文名】Benzhexol

【作　用】临床用于震颤麻痹，脑炎后或动脉硬化引起的震颤麻痹，改善震颤明显。对中枢纹状体胆碱受体有阻断作用，外周抗胆碱作用较弱，所以不良反应轻，但总的疗效不及左旋多巴、金刚烷胺，用于轻症及不能耐受左旋多巴的患者，对利血平和吩噻嗪类引起的锥体外系反应有效。

【副作用】口干、便秘、尿潴留、瞳孔散大、视力模糊等抗胆碱反应。前列腺肥大、青光眼、对本品过敏者禁用。

【剂　量】成人开始第一天1～2mg，以后每3～5天增加2mg，总量每天10～15mg，分3～4次服。对药物引起的锥体外系反应口服开始每天1mg，并渐增剂量直至每天5～15mg。

（二）抗震颤麻痹药——金刚烷胺

【别　名】金刚胺，三环癸胺，SYMME—TREL

【英文名】Amantadine

【作　用】进入脑组织后可促进释放多巴胺，或延缓多巴胺的代谢而发挥抗震颤麻痹作用。对震颤麻痹有明显疗效，缓解震颤、僵直效果好、起效快。还可抗亚洲A—Ⅱ型流感病毒和退热。

【副作用】（1）少数患者服后有嗜睡、眩晕、抑郁、食欲减退等症状，亦可出现四肢皮肤青斑，脚部水肿等。

（2）震颤麻痹患者用药量超过200mg／天时，毒性渐大。老年患者耐受性低，会出现幻觉谵妄。

（3）精神病、脑动脉硬化、癫痫、哺乳妇女慎用。可致畸胎，孕妇禁用。肾功能不良者酌减剂量。

【剂　量】口服：成人每次0.1g，早晚各1次，最大剂量每天400mg。小儿用量酌减，可连用3天，最多10天。1～9岁小儿每天3mg／kg，最大用量不超过150mg／天。

二十三、降糖药

所谓降糖药，就是指经口服用后有降糖作用的药物，主要指西药。降糖药分为磺脲类降糖药、双胍类降糖药、糖苷水解酶制剂。

（一）磺脲类降糖药——甲磺丁脲

【别　名】甲糖宁，D860

【英文名】Tolbutamide

【作　用】直接刺激胰岛β细胞释放胰岛素，使内生胰岛素增加，同时还能够增强外源性胰岛素的降血糖作用。主要用于节制饮食仍不能控制的轻、中度成年型糖尿病患者。对正常人和糖尿病患者都具有降血糖作用，常用剂量对胰岛素功能完全丧失的患者无效，只对具有部分胰岛功能的患者有效。此外，甲磺丁脲还可以用作胰岛细胞肿瘤的诊断。

【副作用】常用有食欲不振、恶心、胃烧灼感、腹胀、腹泻等胃肠道反应，偶见皮肤过敏反应、皮疹、荨麻疹、皮炎等，长期服用可引起甲状腺功能减退，还可引起低血糖等反应，肝肾功能不全，年老体弱者易有此反应。

【剂　量】口服，每片0.5g，每天2～3次，第一天每次2片，第二天起每次1片，饭前服。待血糖正常或尿糖少于每天5g时，改为维持量，每天1片分2次服。

（二）双胍类降糖药——苯乙双胍

【别　名】降糖灵

【英文名】Phenethylbiguanide，Phenformin，Adrabetin

【作　用】主要透过抑制葡萄糖在肠内的吸收，促进组织对葡萄糖的摄取，增加葡萄糖的利用，对糖尿病患者有降血糖的作用，但并不刺激胰岛素分泌，常用于成人型非胰岛素依赖型糖尿病和部分胰岛素依赖型糖尿病，也可同胰岛素合用治疗严重的糖尿病。

【副作用】（1）厌食、呕吐、口中金属味等胃肠道反应。

（2）大剂量服时可发生腹泻，还可引起乳酸性酸血症。

44

（3）禁用于糖尿病昏迷、急性糖尿病并发感染及肝病患者。

【剂　量】每片25mg，口服，开始剂量为饭前服每天2～3次，一次1片，可逐渐增至一天2～4片，分2～3次服。

二十四、调节电解质平衡药

氯化钠

【别　名】食盐

【英文名】Sodium chloride

【作　用】本品含钠和氯两种离子，它们是细胞外液的主要电解质，是影响内环境稳定的重要因素。钠是保持细胞外液渗透压和容量的重要成分，并以碳酸氢钠的形式构成缓冲系统，对调节体液的酸碱平衡有重要作用。临床上用于治疗严重脱水，低血容量性休克，低钠综合征；高温作业者，大量出汗，丢失大量氯化钠，可用0.1%～1%的氯化钠溶液做饮料；生理盐水可用于洗伤口、洗眼及洗鼻等。

【副作用】输入过量时可引起组织水肿。

【剂　量】静脉点滴或皮下滴注，剂量视病情而定。

二十五、激素及有关药物

激素是由内分泌腺细胞（如脑垂体、甲状腺、甲状旁腺、胰岛和性腺等）以及具有内分泌功能的一些组织（如胃幽门部、十二指肠黏膜和丘脑下部某些神经细胞）所形成的一种量微而生理效应很强的有机化合物，它们由内分泌腺体入血液转运至其所作用的部位，发挥其生理生化作用，并有协调抗体内各部分间相互关系的作用。

激素包括肾上腺皮质激素、雄性激素及同化激素、雌激素及孕激素。

（一）肾上腺皮质激素——泼尼松龙

【英文名】Prednisolone，Meticortelone

【作　用】可用于肾病综合征、各种风湿性疾病、支气管哮喘、血小板减少性紫癜、急性淋巴性白血病、严重细菌感染及严重过敏性疾病。其抗炎

异军突起的西药家族

作用较强，但水盐代谢作用弱，由于其盐皮质激素活性很弱，因此不适用于原发性肾上腺皮质功能不全症。

【剂　量】口服：每片5mg，成人开始1天2～3次，一次1～3片。注射剂一天10～30mg，溶于5%～10%葡萄糖溶液500mL中应用。泼尼松龙（Prednisolone）的混悬液可用于关节腔或软组织内注射，一次5～50mg，用量根据关节的大小而定。

（二）糖皮质固醇——倍他米松

【英文名】Betemethasone

【作　用】用于治疗活动性类风湿病，类风湿性关节炎及红斑狼疮，严重的支气管哮喘、皮炎病等。为地塞米松的同分异构体，作用与地塞米松相同，但抗炎作用较地塞米松、去炎松等都强。

【副作用】（1）食欲增加，有的人会出现兴奋症状、打嗝等。

（2）有一定的致畸作用，孕妇禁用。

（3）药物需要在肝脏内代谢，肝功能不全者不宜使用。

（4）会导致伤口愈合缓慢，有外伤的人不宜使用。

【剂　量】口服每片0.5mg，成人开始服用一次半片～2片，一天2次。

（三）孕激素——己烯雌酚

【别　名】乙底酚，人造求偶素

【英文名】Diethylstilbestrol，Stilbesstrol

【作　用】多用于绝经期综合征、闭经或月经过少、功能性子宫出血、回奶及老年性阴道炎、骨质疏松症及前列腺癌等。它可促进女性器官的发育，维持第二性征；促进子宫内膜发生增殖性变化，产生周期性月经；抑制促性腺激素及催乳素的分泌，对抗雄性激素的作用；增强子宫收缩，提高子宫对催产素的敏感性；抑制排卵，增加骨骼的钙盐沉积，促进骨闭合等。

【副作用】有恶心、呕吐、厌食、头痛等症状。长期大量服用可使子宫内膜因增生过度而引起子宫出血与子宫肥大。肝、肾功能严重不全者忌用。

【剂　量】口服；每片0.5～1mg；更年期综合征，每天服0.25mg，症状控制后，改为每天0.1mg。

二十六、一般消毒及皮肤科用药

皮肤是人体最大的器官，其总重量占体重的5%~15%，总面积为1.5~2m²，厚度为0.5~4mm，因个人或部位而异。皮肤覆盖全身，保护体内各种组织和器官免受物理性、机械性、化学性和病原微生物性的侵袭。

皮肤病一般发生于皮肤表面，引起皮肤病的因素包括内、外两种因素。外因包括物理性损伤、机械性损伤、化学性损伤、生物性侵袭等；内因则包括饮食、代谢障碍、内分泌紊乱、精神和遗传因素等。

皮肤科用药包括外用和内服两个途径，外用药物在皮肤病的治疗和预防上更为重要，因为它可以直接接触到皮肤的损害部位，局部药物浓度高，效果明显，也可避免口服药的体内代谢过程会造成的不良反应，因而使用广泛。下面简单介绍几种：

（一）乙醇

【别　名】醇、酒精

【英文名】Alcohol

【作　用】主要用于皮肤及器械消毒、高烧患者降温、做多种药物的溶媒及赋形剂等，是最常用的消毒防腐剂，能使蛋白变性，因而有杀菌作用。70%的乙醇液杀菌效力最强，浓度过高可使菌体表层蛋白质很快凝固而妨碍乙醇向内渗透，影响杀菌作用。本品涂搽皮肤，能扩张局部血管，增强血液循环，并因具有挥发性，可使热量散失。

【剂　量】70%或75%乙醇，用于皮肤与器械消毒；40%~50%乙醇涂搽皮肤可防止褥疮；20%~30%乙醇用于高热患者涂搽皮肤降低体温。

（二）过氧乙酸

【英文名】Peracetic Acies

【作　用】为强氧化剂，遇有机物放出新生态氧而起氧化作用，常用为消毒杀菌药。

【剂　量】按规定比例用水稀释。最常用的稀释倍数为500倍（1：500），即用本品20%，2mL加水998mL制成，含过氧乙酸实际浓度为0.04%。

异军突起的西药家族

（1）空气消毒：1∶200比例，对空喷雾，每立方米空间用药30mL。

（2）预防性消毒：餐具、毛巾、水果、蔬菜等用1∶500液洗刷浸泡，禽蛋用1∶1 000液浸泡，时间为5分钟。

（3）人体消毒：诊查后洗手，用1∶500消毒液洗刷2分钟；接触肺结核时应用1∶200浓度，消毒液每天调换1～2次（接触麻风和接触肺结核同样处理）。

（4）器物消毒：体温表要用1∶200消毒液浸泡30分钟，消毒液每天调换1～2次；餐具、药瓶、注射器、玻片、吸管等玻璃或瓷器器皿上的油污和血迹应先洗去，再用1∶200消毒液浸泡；肺结核患者的器皿用1∶100消毒液浸泡；地面、墙壁、家具、浴盆、运输车等用1∶500消毒液喷雾或擦洗；衣服、被单、玩具用1∶1 000消毒液浸泡2小时；垃圾废物用1∶500消毒液喷雾或浸泡。

【注意事项】 （1）对金属有腐蚀性，不可用于金属器械的消毒。

（2）稀释液易分解，应当随配随用，不要搁置。

（3）本品的效用与温度有关，当气温低于10℃时应延长消毒时间。

（4）保存于阴凉处，药品易分解，需注意有效期。

二十七、眼科用药

眼科用药是指用于治疗眼科疾病的化学药品、中药和生物制品。其给药途径可分为眼部滴用、眼局部注射及全身应用等。但主要是指眼部滴用和眼局部注射。

托品酰胺

【别　名】托品卡胺、托吡卡胺

【英文名】Tropicamid

【作　用】本品为抗胆碱药，有散瞳和睫状肌麻醉作用，其作用快，时间短，为眼科散瞳首选药，用于散瞳检查眼底，验光配镜，虹膜状体炎。

【副作用】 有口干、便秘、排尿困难、心率加快等不良反应，还能引起高眼压。

二十八、耳鼻喉与口腔科用药

盐酸萘甲唑啉

【别　名】盐酸萘唑啉、鼻眼净、滴鼻净、盐酸钠发唑啉

【英文名】Naphazoline hydrochloride

【作　用】本品为α-受体激动剂，具有收缩鼻黏膜血管作用，减少血管的渗出物，减轻鼻黏膜肿胀充血。临床用于治伤风过敏性鼻炎、炎症性鼻充血、急慢性鼻炎。

【副作用】长期服用，易引起萎缩性鼻炎。

【剂　量】滴鼻：用0.05%~1%溶液，一次1~2滴，一天数次。

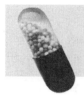

第三节　服用西药的错误观念

为了正确对待、合理服用非处方药物，对用药中出现的常见误区有必要加以讨论，现列举如下，以供患者借鉴。

一、常见的用药错误

（一）"老毛病"现象

某些患者在罹患某种疾病的时候，自我感觉和过去的情况一样，就主观臆断是"老毛病"，再加上为了省事和节约医疗费用，便自作主张，直接选用过去曾用的某药，但他们不清楚，这样反复选用某药，其危险性是很大的。首先，所谓的"老毛病"也许并不"老"，看似相同的毛病也许有着不同的诱发因素，所以选用过去的药物是无法治愈的，反而还有可能因此延误了最佳治疗时机，导致病情加重；其次，反复服用相同的药物，可能会产生

异军突起的西药家族

药源性疾病，或者导致患者产生耐药性，使药用量加大，毒副作用增强，导致病情恶化。

（二）随意增减药物用量

有些患者用药不能定时定量，经常会有忘服、漏服、乱服现象，有时病情稍有好转，就立刻放弃用药，有时又会为了尽快痊愈而自行加大用药量，这种种不规范用药的行为，都容易导致耐药菌种增多、二重感染等，最后使病情复杂化，反而给治疗带来困难。所以，病患在服用药物的时候，一定要遵照医生的要求，严格控制用量和疗程，这样才能保证用药安全。

（三）模仿他人用药

有的患者觉得自己的病症和他人相似，因为人家用某种药物效果很好，他也就选择那种药物，这也是一种极其错误的行为。人与人之间千差万别，在治疗时绝不能一视同仁，否则容易出现问题。比如常见的细菌性肺炎，虽然共同的临床表现都是发热、咳嗽、咯痰、胸痛、白细胞数增高等，但按病因不同却可分为链球菌性肺炎、金黄色葡萄球菌性肺炎、绿脓杆核菌性肺炎等，如果选择同样的药物，那么不仅很难产生好的效果，还有可能导致负面影响。因此，用药要因人而异，对症下药，才能达到预期的效果。

（四）多药并用现象

对于某些暂时难以确诊的疾病，某些医患双方都喜欢采用多药并用的方式，认为这样面面俱到，可以达到防治兼顾的目的。实际上，不针对疾病、盲目的多药并用，必定会搅乱人体的正常防御功能，容易导致药物之间、药物与人体之间的相互作用，这样易使病情加重，或者掩盖病情症状导致误诊，或者增加了不良反应发生率。所以，在可以选择单一药物的时候，就最好不要采用多药并用的方法。

（五）家庭药品搁置时间过长

很多人喜欢在家里备上很多的药物，以备不时之需。但是，很多人缺乏对药物的了解，又不注意对药物做定期的检视，有些药物会因为潮湿而霉变，有些则是过期了也不记得丢弃，这样很容易出现问题。所以，家庭用药不能存放太多，时间也不能过长，要注意定期的查看、更换药品，保存时也要选择避光、防湿、低温的位置，防止药品变质。

二、服用西药的七大心理错误

1. 求快 有些患者不懂得，疾病的治愈是需要一定的过程的，而只是一味地求快，一种药吃了一次没有效果，就立刻换一种药，其实这种做法不仅对病情的治愈没有帮助，甚至是有害的。

2. 求多 有些患者要求多开药，认为药多疗效佳、治愈快。其实，药物之间存在着配伍禁忌，用药不当，会产生耐药性、过敏反应，又会加重某些脏器负担，反而不利病体康复。

3. 求贵 有些患者总是认为药越贵就越好，所以一味地选择贵价药。其实，药价高低与工艺等因素有关，与疗效却并非一定成正比。用药的关键在对症，而不是药价的高低。

4. 求新 现今社会医药发展迅速，新药层出不穷，有些患者总是觉得新药是新研制的，就一定效果最好，所以喜欢选新药。其实新药并不见得都比老药好，有些老药经过了多年的临床实践，证明了其功效，而新药所经时间不久，很可能还有未发现的毒副作用。

5. 求洋 还有些患者，觉得国外先进，所以进口药一定比国产药好。其实并非如此，国产药并不一定就比进口药差，特别是有些中成药，具有其独特的疗效，在国外也很受欢迎。

6. 求补 有些患者认为"有病必虚、体虚必补"，所以一病就要补。其实治病，讲求辨证施治，实证忌补，虚证也未必一定要用补药。随便的乱吃补药，有害无益。

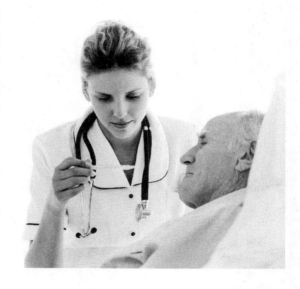

7．滥用抗生素　抗生素因其用途广泛、效果明显，所以深受青睐。可是，有些患者一旦发烧，想也不想就选用抗生素，其实，对于病毒感染，抗生素是无能为力的。同时，滥用抗生素还会造成肠道菌群失调，乃至体内真菌感染。所以，使用抗生素一定要按照医生的药方，不可自己乱用。

第 *2* 章

正确用药 保障安全

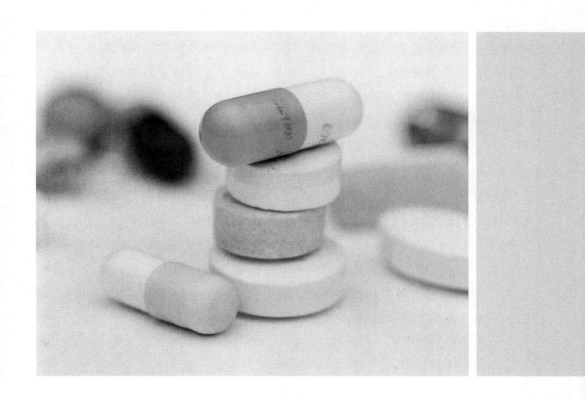

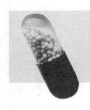

第一节　用药方式的选择

作为患者，总是希望病快点好；作为医生，也希望自己治疗的患者，能以最快的速度痊愈。而要最快的治愈，除了要选择最有效的药物之外，还可以选择最安全有效的用药方式。

用药方式有很多种，包括口服、注射、吸入、灌肠、外用等。选择什么样的用药方式，要综合患者的具体情况和药物的类型等多方面来考虑。

很多人总觉得打针比服药见效快，其实这完全是误解。人们所谓的"快"，通常是针对口服法与注射法而言，其实如果比较这两种用药方式，不见得注射法一定比口服法见效快。比如说，一个腹泻脱水的患者，静脉滴注葡萄糖盐水，如每分钟滴注40滴，一瓶500mL的液体需3个小时才能滴完；如果在空腹的条件下口服，则500mL液体大约十来分钟就能被吸收而进入血液循环，达到治疗的目的。当然，在某些情况下，药物进入血液用注射法比口服法要快，比如饱食的时候。

另外，进入血液的"快"跟"疗效快"并不是一码事。当感冒发高热时，打一针退热针，当时便可出一身大汗，体温迅速下降，感觉好像药效特别快，但是当药性一过，体温又会很快上升，这是为什么呢？原来，打退热针对感冒病毒其实并没有作用，所以它实际上不会比用口服药物治疗感冒更快。又比如，当心绞痛发作的时候，最好的办法是在舌下含一片硝酸甘油（Nitroglycerol），1～2分钟后症状就能缓解，这也是注射法所望尘莫及的。

医学上有一个原则，凡是可以不采用注射法的，尽量不用，以避免伴随注射带来的痛苦、出血和感染等不良后果。实际上，口服法方便、安全、可靠，它才是所有用药方式中采纳得最多的一种。

打针还是吃药？

有些人很怕打针，就算得了重病，也宁愿选择吃药，还有些人总觉得打针比吃药好得快，所以一到医院就要求医生给他打针。那么，到底是吃药好还是打针好呢？

就药理而言，口服药物要经过消化道的消化，然后才能由身体分解、吸收和代谢。因此相比较之下，用针剂直接将药物注射进入身体，产生疗效的时间当然会较快。但是就医时，医生会根据具体的情况，来判断患者所应该采取的适当治疗方式。比如在急性病症或情况危急时，或者有时候患者神志不清、昏迷不醒，无法自行口服药物的时候，就需要马上注射给药，以保证迅速地缓解病情。还有的时候，有些药物在胃肠道中很不稳定，容易被胃液或肠液破坏，而采用注射的方法的话，则能够确保疗效。但除此之外，是没有必要进行打针治疗的。

而有的时候，只有透过口服的方式，某些药物才能发挥作用，达到治疗的目的。例如用痢特灵治疗细菌性肠炎或痢疾，只有口服后透过消化道，才能抑制和杀灭肠道里的病菌。而只要病情不重，药物在胃液或肠液中性质稳定，采用吃药的方式是十分简便易行的。

除此之外，还有些药物因其给药途径的不同会产生完全不同的用途。例如口服硫酸镁（Magnesium sulfate）有泻药的作用；但注射时，它却是用来治疗子痫、惊厥、破伤风、尿毒症或高血压性脑病等的。两者完全不一样。注射或口服给药，虽然各有不同，但归根结底都是为了治病。因此在选择使用哪种方式时，应针对不同疾病做选择，患者应该相信医生安排，不可自作主张。

打针是对肌内、皮下或静脉注射，不用经肠道吸收，药物直接进入血液循环系统，而达到治疗效果，因此效果出现得比较快，但这并非等于打针病情就有加速痊愈。打针和口服药在根本上作用还是一样的，不存在打针效果更好的说法。而且在打针时，患者有可能对所打药物产生过敏反应，而这样的反应症状又出现的相当快速，很可能会危及患者生命，反而口服剂型不会出现这种功能紧张状况。

生病的时候，是吃药好？还是打针好？其实，口服药品若能完全依医师、药师的指示，按时服用，充分休息，也能发挥与针剂（打针的剂型）相同的疗效，达到治愈疾病的目的。

从安全的角度上来说，吃药和打针既然具有一样的效果，危险性又低得多，且易于服用，所以，我们建议，还是吃药比较好。每种剂型的设计都有其存在的价值，因此，在求医时不用刻意要求打针，只要遵照医师的指道，选择最安全、疗效最好的方法就可以了。千万不要迷信打针。

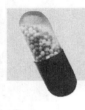

第二节　就诊时应注意的事项

若有下列任何一项情况，就诊时应该当面告知医师或药师。

（1）女性病患是否已怀孕或打算怀孕，或者没有怀孕而可能怀孕？或正在哺乳？（因为某些药物会透过胎盘或乳汁，造成胎儿、婴儿的不良反应。医师将会开立对孕妇及胎儿都安全的药物。）

（2）就诊前曾患过哪些疾病？其诊断治疗情况如何？（最好提供包括开刀、住院、医学检验资料结果或讯息）。

（3）是否对某种药品、食物或特殊物质有过敏或异常的反应？

（4）有没有在开车？操作机械？最近是否要参加考试？或有其他重要事务？（某些药物的副作用会造成嗜睡反应，可能降低服药者的注意力及应变反应能力。医生可以调整处方而开立没有嗜睡感又安全的药物。）

（5）是否还有其他疾病或是家属（族）有哪些遗传病史或特殊的体质？

（6）目前是否曾经接受低糖、低脂的饮食控制或摄取高蛋白、亦或目前正在接受哪种特殊的民俗疗法？

（7）是否不认字？或有健忘症？或是无法吞服药物？

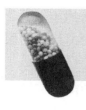

第三节　领药时应注意的事项

药品来源一般有两种，一是民众在医院、诊所问诊后取得的药品，二是民众自行于合法药店购买的药品。

在医院药店取得的药品，药袋上会清楚标示患者的姓名、发药日期、病历号码等资讯，因此患者拿到药之后一定要核对药袋上的姓名与药品总笔数及数量是否正确，以免有拿错药吃错药的情形，除此以外，还要注意医院药袋上标示的药名、作用、用法、注意事项、保存条件等，注意药品的适应证或作用是否与自身的疾病有关，若是有任何不明白之处，就应该当场询问，以免有误解或吃错的情形，除此之外，也应注意药袋上是否标有医院、诊所或药店的位置、电话，以利日后咨询药物相关问题。

（一）领药时须注意的事项

（1）应确认药袋上是否为自己的姓名；

（2）应清点药物品项与数量是否正确；

（3）发现药品有数量上的错误或是怀疑药物有变质的现象，应尽快告知药师或医师；

（4）对于用药方法有疑问时，应立刻询问药师或医师；

（5）药物可能有多种的治疗作用，向药师详述自己的病况，可帮助药师做正确的判断。

（二）领药时需要了解的细节

1. 牢记重要资讯　药袋上都有药品的中文商品名，可以清楚地知道所服用药物的名称，当服用后发生过敏或其他异常现象时，便可正确地告知医师是何种药物所致，这样就能避免再开同类药品，也方便医生诊治。

2. 明确药物用法　医师会依病情变化而改变药物的服用剂量与用法，所以患者一定要认真弄清以下两个方面：一是药物的剂量，依照病情的不同，医师会对药物剂量做相应的调整，不能随意；二是外用还是内用，有些药品属于外用药，千万不可误食。因此，服用前务必再次确认药品正确的服用方法，才能保证用药安全。

3. 遵守用药疗程　用药疗程亦是相当重要的一环，所以药品该服用多久也应问清楚。有些患者觉得是药三分毒，一发现病情有好转，就立刻停药，这样容易造成抗药性、病情复发或引发更严重的感染，千万不可自作主张。尤其像抗生素类的药品，杀菌效果与疗程息息相关，患者必须遵照医师指示接受完整的疗程。

4. 留心注意事项　患者应清楚所服用药物的注意事项。例如有些药品会造成嗜睡，开车时应小心；有些药品不能与酒同服；很多药物服用期间忌饮茶；降血脂药不可与柚子汁一起服用等。

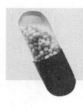

第四节　留意服药禁忌

服用西药也须忌口

忌口是治疗期间非常重要的一点，即在服用各种药物期间，必须注意饮食禁忌，以免影响药物的治疗效果或增强药物的毒副作用。

中医在长期的临床实践中，积累了许多关于忌口的经验和理论，对于服用不同的药物都有着很明确的忌口的要求，而这一点也为大多数人所熟知，所以很多人在服用中药时，都会咨询医师是否需要忌口。但是，很多人不了解，其实服用某些西药的时候也同样需要忌口，否则也会降低药物的治疗效果，或增加药物的毒副作用。下面就对于需要忌口的西药做列举，以方便患者在服用时可以对照。

（1）服用红霉素、灭滴灵（Metronidazole）、甲氰咪胍（Cimetidine）时

应忌食牛奶、乳制品、豆制品、黄花菜、黑木耳、海带、紫菜等。因为这些食物中的钙离子可以与以上药物发生反应，生成难以溶解的化合物，从而降低药效。

（2）服用激素类及抗凝血药物期间应忌食动物肝脏，否则会使激素失效。

（3）服用优降宁（Pargyline）等药物时，不宜同时吃动物肝脏、鱼、乳酪、巧克力、香蕉、腌鱼、豆腐、扁豆、牛肉、香肠、葡萄酒等。因为优降宁等药物能抑制单胺氧化酶，倘若同时吃以上食物可引起血压升高，甚至发生高血压危象和脑出血。

（4）服用氨基比林（Aminophenazone）及索密痛（Somedon）、优散痛（Suloctidil）、安痛定（Antodin）、散利痛（Compound paracetamol tablets）等含氨基比林成分的药物时应忌食腌肉，以防药物中的氨基与腌肉中的亚硝酸钠生成有致癌作用的亚硝胺。

（5）服用黄连素（Berberine）、红霉素、复合维生素B、铁剂、利福平、潘生丁（Dipyrida mole）、胰酶、淀粉酶、胃蛋白酶、乳酶生等药物时应忌饮茶，因为茶中的鞣酸会与上述药物起反应而降低药物效果。

（6）服用磺胺类和碳酸氢钠时，不宜吃酸性水果、醋、茶、肉类、禽蛋类等，否则容易因磺胺类药物在泌尿系统形成结晶而损害肾脏，或降低碳酸氢钠的药效。

（7）服用异烟肼时不宜同时吃鱼类，因为鱼类含有大量组氨酸，它在肝脏里能变成组织胺，而异烟肼能抑制组织胺的分解，使其在体内聚积而发生中毒，出现头痛、头晕、结膜出血、皮肤潮红、心悸、面部麻胀等症状。

（8）服用安体舒通（Spironolactone tablets）、氨苯蝶啶（Triamterene）和补钾时，不宜同时吃香蕉、香椿芽、红糖、菠菜、紫菜、海带、土豆、葡萄干、橘子等。因为这类食物含钾量很高，容易引起高钾血症，出现腹胀、腹泻及心律失常等。

（9）服用维生素K时不宜同时食用富含维生素C的山楂、辣椒、鲜枣、茄子、芹菜、番茄、苹果等，因为维生素C可分解、破坏维生素K，从而减弱其药效。

（10）服用氨茶碱、茶碱类药物时，不宜同时吃牛肉、鸡蛋、乳制品等高蛋白质食物，否则会降低药物的治疗效果。

（11）服用维生素C时不宜吃猪肝。因为猪肝中含有丰富的铜，而铜的存在会使维生素C氧化为去氢抗坏血酸，使维生素C失效。

（12）服用保泰松时忌食高盐类食物，因为保泰松能抑制钠离子和氯离子从肾脏排出，因此，高盐饮食易导致血钠升高，从而引起浮肿和血压升高。

（13）服用甲状腺素时宜少吃或不吃黄豆、豆油、萝卜、白菜等，因为这些食物能抑制甲状腺素的产生。

（14）服用镇静药、安神催眠药、洋地黄类药物、苯妥英钠、降糖灵、优降宁（Pargyline）、胍乙啶（Guanethidine sulfate tablets）、阿司匹林、硝酸甘油、消心痛（Isosorbide dinitrate）、痢特灵（Furazolidone）等药物时均应忌酒。倘若在服用以上药物期间大量饮酒，会增加药物的副作用或使药物失去疗效。

（15）服用甲氰咪胍（Cimetidine）、速尿、安定、氯硝安定、利眠宁、氨茶碱（Aminophylline）、咖啡因等药物时务必要忌烟，因为烟油中的多环芳香烃类化合物可加速这些药物的代谢和灭活，从而会减弱或抵消药物的疗效。

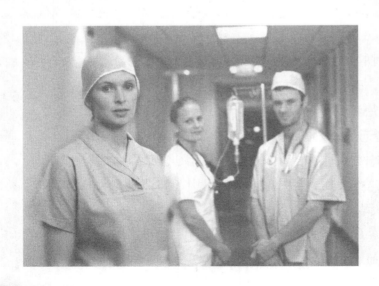

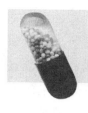

第五节　药能治病亦能致病

服用药物的目的是治病，但如果使用不当，反而有可能致病。要知道，药物作用于机体会有两种效应，一是治疗的作用；二是达不到目的，甚至给患者带来坏的反应，也就是不良反应。不良反应包括：副作用，即在治疗量下产生的与治疗无关的药理作用；毒性反应，指剂量超大或长期应用出现的机体损害性反应；反遗效应，如服用催眠药物后次晨出现宿醉现象；特殊反应等。因此，了解各种不良反应，也可以帮助患者即时做出应对措施。

药物的不良反应是怎么产生的

药物进入体内以后，并不是直接就全部去了病灶部位，实际上，它会分散于全身的各个组织，只是各处的浓度不一而已，当然，它对病灶部位会特别的"偏爱"，而即使是同一器官，药物所产生的作用也是多方面的。所以，我们服用药物是针对某一器官来进行治疗，但它还是会对其他不需要治疗的正常器官产生作用，而这种作用也就是副作用了。可见，副作用是药物的固有作用，从某种意义上说，它也是用药过程中无法避免的现象。

同时，药物使用量过大或过长也会产生损害机体的毒性，例如链霉素用来治疗结核病十分有效，但长期使用则会产生耳毒性和肾毒性。

所以说，服药是利弊兼在的，它可以治病，却也可能致病。如何让它只治病而不致病，那就需要患者好好把握服药的"度"了。如果是生病，当然是需要服药的，但是有很多人，尽管没病，可是也要一天到晚地吃很多滋补药，实际上是一点好处都没有的，"药物就是毒物"，这句话不是没有道理的，滥用药物，绝对是不可取的行为。

药物的服用，一定要遵照医生的嘱咐，千万不可自己盲目选择。不要迷信名、新、贵药，更不能心急乱吃药，也不要自行临时停药或者加长疗程。

只要规范用药，药物的不良反应是可以规避的。

　　临床上常用的复方，就是以加强主药的治疗作用，或者联合解决几个症状，以及减少药物不良反应为配伍目的。例如，治疗消化性溃疡的抗酸剂复方氢氧化铝，就含有氢氧化铝、三矽酸镁和颠茄流浸膏，氢氧化铝与三矽酸镁均具有抗酸作用，合用时可加强疗效，而铝盐可致便秘，镁盐可致腹泻，二者合用，可互相消除对方的副作用，而颠茄流浸膏具有对胃肠道平滑肌解痉作用，可缓解胃肠绞痛，所以复方氢氧化铝同时具有抗酸及解痉作用，可以使消化性溃疡患者的腹部疼痛得到迅速缓解。

小常识

怎样理解剂量、常用量、极量和致死量

　　家庭用药时，怎样理解剂量、常用量、极量和致死量？

　　药物的不同用量会起到不同的效果，所谓用量就是剂量，即用药的分量。

　　剂量太小，达不到体内的有效浓度，起不到治疗作用，这种小剂量就称为无效量。

　　当剂量增加到出现最佳治疗作用时，这个剂量就叫做治疗量。即常用量，也就是通常治病时所需的分量。

　　在常用量的基础上再增加剂量，加到即将出现中毒反应为止，这个量就称为最大治疗量，也就是极量。

　　用药超过极量时，就会引起中毒，这就是中毒量。

　　在中毒量的基础上再加大剂量，就会引起死亡，此剂量即称之致死量。

第**3**章

用好药先要买对药

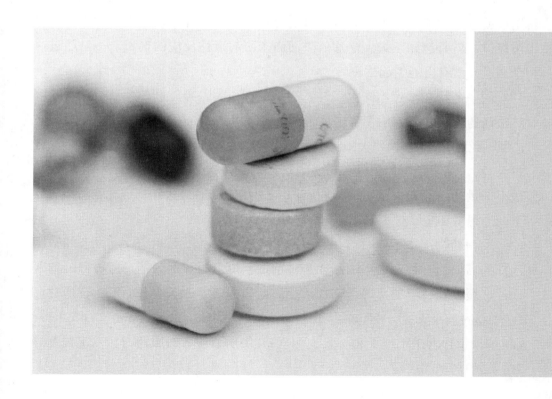

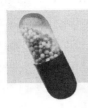

第一节 请遵医嘱

一、为何要严格遵照医嘱服药

在药品服用说明书上，往往都会有"请遵医嘱"的提醒语，所谓医嘱，就是医师对患者的吩咐，包括处方和口头告诫等，一般记录在门诊或住院病历上。其内容主要包括体检化验结果，诊断，药品的种类和剂量及其服用注意事项等。那么，作为患者，在执行医嘱时应当注意哪些问题呢？

（1）不要随意改变药物剂量。剂量，也叫治疗量或者常用量，它是指即可获得良好疗效，又比较安全的药物用量。不同剂量的药物产生的作用是不同的，一般情况下，在一定范围内剂量越大，药物在体内的浓度越高，作用也就越强，那产生不良反应的可能也就越高。此外，还有极量的规定，所谓极量，就是达到了最大治疗效果而尚未引起毒性反应的剂量，一旦超过这个剂量，就有可能引起中毒。

同一药物在治疗不同疾病时，剂量会有很大差异。例如大家最熟悉的解热镇痛药阿司匹林，用于解热镇痛，一般每次0.3～0.6g，一天3次；用于预防心肌梗死时每天1次，每次50～100mg；用于预防脑梗死时，每次150～300 mg，每天1次，用于治疗风湿性关节炎，可以用到每次0.6～1g，一天3～4次；从最小剂量50mg至最大剂量的4 000mg（4g）相差80倍，这就是辨证施治，对症下药。患者一定要把握好。

同一药物剂型不同时，其所用剂量也不相同。随着制药业的发展和临床治疗的需要，一种药物可以制成多种剂型。以口服片剂为例，就可以分为普通片、缓释片、咀嚼片等。例如治疗高血压的硝苯地平（心痛定）普通片，每次10mg，每天3次，而如果用控释片（拜新同Nifedipine controlled release tablets，每片含硝苯地平30mg），每次1片。所以患者在服药时，一定要分清楚药品的剂型和规格。

（2）不能随意改变疗程长短。疗程就是用药的期限或用药时间的长短。疗程一般取决于病情，因不同疾病或疾病严重程度的不同疗程有长短之分。如高血压患者就需要终身服药，而细菌、病毒感染的治疗，在患者感染症状消失后再继续用3天，基本上就能保证彻底治愈了。

（3）用药剂量、疗程可根据不同疾病、不同人群以及病情的发展做适当调整。比如，对小儿、老人、孕妇以及哺乳期妇女和肝、肾功能不好的患者，应酌情减量，或者当用药过程中出现了一些轻微不良反应的时候，也应该适当减少剂量。此时应当依照医师指导，针对不同情况做不同的调整。

（4）注意合并用药的问题。一个患者同时服用几种药品（包括中、西药）已是很普遍的事情，但一定要注意合并用药所造成的影响。有些药物一起用可以起到增强疗效的效果，但也有不少药物在合并用药的时候会增加了不良反应，甚至给患者身体带来严重的损害。所以，在同时服用几种药物之前，一定要记得咨询医师，确保用药的安全性。

要知道，药品并不同于一般商品，它直接影响到人们的身体健康和生命安全，如果出现差错，后果不堪设想。所以说，如果不遵医嘱，唯一的受害者实际上是患者本人。有些患者时常抱怨治疗效果不好，其实应该反省一下自己，是否有不遵医嘱、随意用药的毛病呢。医生经过了长期的专业训练，有着丰富的专业知识和临床经验，这些都是缺乏医学知识的患者所无法比的，因此我们在这里告诫大家，用药时"请遵医嘱"。

二、复查很重要

李大爷出现了晕眩头痛的毛病，看医生后被诊断为高血压，医生开了降压药，并嘱咐李大爷定期来复查血压。但李大爷服药没几天，症状就消失了。他觉得既然这种药效果很好，那么就无需去医院复查了，于是依旧按照原来的剂量服用药物，但一段时间之后，症状不见好转，反而越来越严重。最后到医院检查李大爷才知道，原来他在血压降至正常时未即时减量，最终导致了低血压的发生。

像这样不遵医嘱，不按时复查的情况，你是否也做过呢？一般人总会觉得，服用医生开的药，只要症状减轻，那么按照原定的服用方法和剂量继续服用，那么疾病就会治愈了，根本不需要按医嘱复查，甚至还有些人认为，自己的身体状况自己更清楚，又有过服用同类药物的经验，于是凭想当然用药，根本不把医嘱当回事。结果，不能随病情的变化而增减药物剂量或改变用药方式，从而造成了用药过量或病程延长。要知道，不规范用药，尤其是抗生素类药物，容易导致耐药菌种增多、二重感染等，从而使病情复杂化，给治疗带来困难。

疾病与人体犹如就像皮与毛的关系，是密不可分的，因此，在治疗时不能一味追杀疾病而不顾人体的承受力。病人的病情是随着治疗的深入不断变化的，用什么药、如何用药都要由变化了的病情决定，切不可不把医嘱当回事，自以为是，该复查的不复查，该改变药物剂量的时候不改变。这样用药，不但不能使疾病早愈，往往还会"旧病未愈，又添新疾"。

我们希望，人人都要树立科学用药的意识，无论是处方药还是非处方药，按医嘱服用十分必要。每个人都应该做到有病找医生，谨遵医嘱，用药前要按照药物说明书上的规定，严格掌握用量和疗程，这样才能保证用药安全有效。

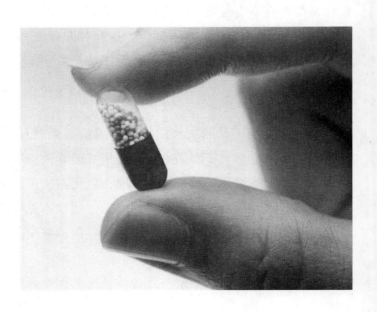

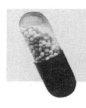

第二节　只选对的，不选贵的

一、真的是便宜没好货，好货不便宜吗？

去药店买药是再平常不过的事情，顾客也多拿售货员当作半个医生。然而，有不少患者感到蹊跷的是，到药店买药时，售货员推荐的为什么都是较贵的药品？而且此类事件的发生，几乎每位患者都曾经历过。当你走进药店，售货员便会主动询问买什么药。你回答有些咳嗽，想买一点感冒药时，售货员便会向你推荐某品牌的感冒胶囊，售价一般在50元左右。而当你声明对此药不感兴趣时，她便会向你推荐另外一些价格不相上下的感冒药物，直到她终于领会到，你不买此药是因为药价过高时，她才会无奈地向你介绍适才未做介绍的几种药。而此时你会发现，同样是感冒药，差价会是那么大。而售货员的回答是，价格越贵当然疗效越好。难道事实真的如此吗？

有许多记者对此类事件做过一些调查与采访，最后找到了一些答案：有些药店售货员并不需要专业的药理知识，只要有在药店工作的经验就可以，并且工资与销售额挂钩。也就是说，售货员卖的钱越多，能够拿的奖金就越多。对此，他们的推荐是否靠得住就值得打个问号了。所以在此提醒您，去药店买药的时候要多个心眼，不要被售货员的推荐迷住双眼。

药究竟有无好坏之分？大部分的人总有一种根深蒂固的观念，就是便宜没好货，好货不便宜，因而将贵重的药材和特效药直接画上等号，认为凡是昂贵的药才叫做好药。事实上，药物的价格是根据原料的成本、生产技术、产品品质、市场供需状况、广告宣传以及行销的规模等诸多因素来组合。某些药品之所以昂贵，乃是因为原料来之不易，或者是因为国内无法生产必须仰赖进口，自然它的价格就会被提高。原则上，新问世的药品，其价格自然会比较高，因为新药透过专业人员的精心研发制作，加上多年的临床验证、配合广告宣传等的费用都相对较高。但从治病的目的来说，它并不一定比便宜药的效果更好。

因此，专家劝告患者，药不是越贵越好，有的贵药其效果还不如便宜药，我们在买药时应该本着这样的基本原则：不选贵的，只买对的。

二、家用药储备，选对不选贵

专家指出，家庭药品的储备很有学问，要选择到能够应付急用的药物，必须针对具体情况，好好谋划，才能保证万无一失。

首先要明确的是只选对的、不选贵的原则。其次，要针对家庭成员的情况，有选择的储备一些常用药物。

例如，秋冬季节，老人、小孩易发生呼吸道、消化道疾病，因此，有老人和小孩的家庭不妨准备一些具有去痰、平喘、止泻功用的药品。甘草片（Compound Liquorice Tablets）、急支糖浆、酵母片等好用不贵，都是不错的选择。另外，最好还为老人准备一些助消化、促消化、促进胃肠蠕动的药物。

中青年人饮食不规律，易患消化道溃疡。家里备上几种抗酸、抑酸的胃黏膜保护剂，便可以有效地缓解胃部烧灼的感觉。

另外，最好还要备有以下几种东西：绷带、可预防煤气中毒的活性炭、消炎软膏、镊子、体温计、止血纱布和创可贴、附近医疗机构的电话；孩子所需注射疫苗的名称和时间等。

最后，一定要保证定时清理药箱，将过期、变质药品即时地丢弃，保证用药安全。

有了这样一个家庭药箱，相信你就可以安心了。不过最后提醒一句，最最重要的还是正确的服用这些药物，所以切莫忘记在服用前认真看说明书。

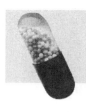

第三节　自行买药注意要点

随着药店的普及，小病自行到药店买药，或者在医院开了处方后到药店买药，已经渐渐成为很多人的习惯。虽然自己买药方便而且实惠，但是在买药者中也出现了一些盲目性，带来了许多不良后果。那么，在药店买药到底要注意什么呢？

有关专家提醒大家，到药店买药时要注意以下4个方面：

一、买药前先咨询医生

一般的疾病，很多患者会选择自己去买药，而他们的选择往往是从广告、他人或者自己过去的经验中来的。这样服药，有时候也许正好对症将病治好了，有的却会因为不对症产生不良后果，轻则延误病情，导致病情加重，反而浪费金钱，严重时则会损伤身体，甚至危及生命。因为有些药物的副作用很大，有些则会导致特定患者的生命危险，这种盲目买药的方法是不可取的。所以患者到药店买药时，要先询问医生，请医生看病后，再去买药，这样才能对症下药，达到治愈的效果。

二、不可轻信坐堂医生推荐的药

时下的一些药店里大都有医生坐堂，这些坐堂医生确实为患者正确购买自己所需的药品提供了很多方便，然而，一些医学界人士也提醒患者，不可轻信坐堂医生推荐。有部分药店的坐堂医生医术不高，诊断不一定正确，如果依照他们开的处方吃药，反而有可能因不对症而加重病情；还有一些坐堂医生缺乏职业道德，为了药店的收益，一味向患者推荐高档药品，或者是小病大处方；有的坐堂医生纯粹是为了推销某种保健产品，不管患者是否需要，都极力推荐他的保健药品，从中获取回扣，根本不为患者着想。 因此，

3 用好药先要买对药

医学界一些人士提醒购药者注意，在询问坐堂医生时，不要轻信，特别要慎购他们卖力推销的保健药品。

三、不要乱买替代药品

很多患者会请医生建议后，再自行到药店去买药，这是正确的做法。但在买药时，一旦遇到短缺的药品，一些售药人员一般就会向患者推荐一种作用大致相同的药品来替代。面对这种情形，许多患者会觉得反正差不多，又懒于再去别的药店寻找自己需要的药，因此都会听从售药者的推荐。其实这种做法是不可取的，而且隐患较大。因为一些药品的功效看起来一样，但它针对某一病症时有作用，针对某一病症也许就没作用。譬如消炎药就有许多种类，但不同的病要选不同的药，磺胺类药可消炎，但一部分人吃了就会过敏。所以，当医生开具的药物没有时，应尽快告知医生，让医生再行选择，而不能由患者盲目地购买替代药品。

四、小心假冒伪劣药

近年来，药店越开越多，竞争越来越激烈，一些药店为了增加收入，竟然靠售卖假冒伪劣药品来坑害患者，因此，患者在购药时要特别留意。

首先，患者应该尽可能到一些正规的大药店去买药，这样比较有品质保证；二是要认真查验药物，检查药物的有效期、生产厂家等各种标识；三是用药时，不要全部用完，可以特意留下一点，做为以后投诉的依据；四是买药后一定要开具购药发票以做凭证；五是不要贪便宜，以免不法商家有机可乘。

五、自我药疗需慎重

随着零售药店的普及，人们对药品的熟悉程度加深，老百姓们已经渐渐建立起了大病进医院、小病进药店的观念，而且不少家庭都拥有许多的常备药。但是，患者并不是医生，没有足够系统的医学观念，仅凭自己的经验和对药物的粗浅认识，并不一定能准确判断病因，这样不仅会延误治疗，严重的还会危及生命。所以，为了自身身体健康，人们还是应该慎重，以免因小失大。

（一）家庭药箱不是医院

多数家庭都配备了家庭药箱，而这也确实是家庭的必需品。我们日常生活中难免会有些小的碰撞，造成一些轻微的创伤，这时候，家庭中如果备有创可贴（Woundplast）、云南白药等，就可以立刻止血了；而一般的感冒、流涕等症状，大家也都会选择自行服用感冒药，这样即方便，又省去了上医院要花的一大笔钱。家庭药箱确实有很大的好处，但是它不是医生，不能取代医生的地位，要知道，我们的医药知识有限，只能感知发病的症状，却无法了解发病的根本原因，这样容易导致用药错误。

王先生是一位慢性胃病患者，以往胃痛发作时候服用胃舒平就可缓解症状。有一天晚上，他自觉胃痛，于是仍按经验服用胃舒平和颠茄片，谁知疼痛不仅没有缓解，反而加剧，同时伴有发烧现象，后来被送往医院急诊，结果是急性阑尾炎穿孔并发腹膜炎。幸好抢救及时，才未酿成惨剧。要知道，正确服药的前提是对疾病的正确诊断，在病情尚未明确之前就盲目用药，是很危险的。

（二）药店营业员不是医生

很多人在药店买药时都会咨询药店的营业员，但是要知道，药店营业员绝大多数均未经过医药知识的系统培训，并不具备足够的药品知识，他们是无法指导你合理用药的。有些营业员可能只是随意推荐，甚至有些无良营业员为了收益，一味推荐高价药品，这样买到的药物，往往是无法治疗你的疾病，甚至还会加重病情。

（三）祖传秘方要当心

我国的中药历史悠久，源远流长，而在民间，也流传有不少祖传秘方，这其中当然有许多奇方、妙方，但对于一般患者来说，还是不要轻易尝试这些祖传秘方为好。要知道，这些所谓的祖传秘方，并没有科学的研究结论，有时候也不清楚药物成分，很容易引起不良反应，甚至造成人身伤害。

疾病是多种多样的，一种疾病的产生可能会有很多不同的原因，过去的

3 用好药先要买对药

处方到了今天，不见得有效果，而且，所谓的祖传秘方、偏方并没有严格的临床试验结果，也缺乏科学的统计分析，对于病情所起到的作用实际上是无法判定的。

因此，家庭用药也应该在了解相关的医学知识和药学知识的情况下进行，这样，才能做到用药更安全、更有效。最好的选择还是即时去医院诊治，因为只有医生，才能准确判断病情。

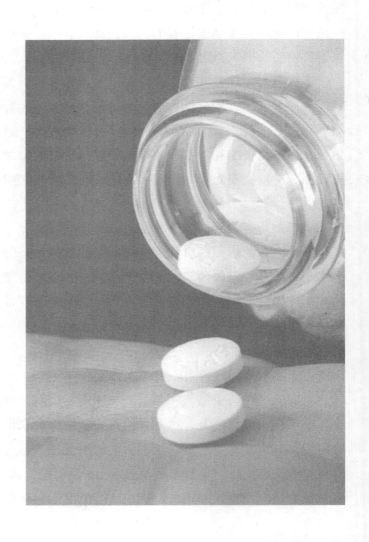

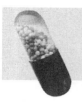

第四节　外来的和尚——进口药

一、进口药就比国产药好吗

不少人总认为，国外科技先进，所以进口药的疗效就是好。于是透过各种管道，进口药大量地涌进国内。美国、日本、瑞士等国在制药方面确占优先地位，但一味认为进口药好的观点显然是片面的，带有很大的盲目性。为什么进口药对国人有如此诱惑力呢？大致出于以下几种原因：

（1）进口药物，其厂方为了竞争图利，说明书多少带有吹嘘性质，对其疗效夸大而又极为肯定，容易迷惑消费者。

（2）药品本身的制作工艺出色，不论是药物还是包装都很讲究。

（3）价格昂贵，正好迎合了消费者"便宜没好货，好货不便宜"的心理。

因此，进口药受到国人的青睐。但很多人在盲目追求进口药同时，却忽略了进口药同样也有副作用和管理不严带来的严重后果。如20世纪50年代在西欧市场上出售的反应停（Thalidomide），曾被作为镇静药广泛应用于妊娠反应，以致引起8 000多例胎儿畸形的悲惨后果，造成了影响巨大的反应停事件。我国的链霉素在国外被外商改个包装和商标，又作为进口药卖给了中国，但身价却翻了几番。可见，国产药并不比进口药差，只不过是消费者自己的心理感觉不一样罢了。

有报纸曾经报道，很多人托人买回的进口补药、特效药，给医生看后才知道是很普通的葡萄糖酸钙。有一位先生说，他的母亲身体不太好，听朋友说香港有一种针剂打了以后很补身子，便特意托朋友带回几瓶，每瓶要50多元。拿回来一看，瓶身上全是英文，乡下的医生也看不懂，不敢轻易给他母亲注射。他将针剂拿到本市的重点医院，请教医院的一位医生，才知道不过是葡萄糖酸钙，一般用于补钙和抗过敏，没有什么特别的滋补作用，而且

3 用好药先要买对药

这种药很便宜，根本用不了50元。很多盲目托带或购买的人士都有类似的经历，他们总觉得外来的和尚会念经，国外进口的东西就是好，因此在毫不了解的情况下就盲目购买，这样不仅浪费了金钱，还耽误了治疗，有时甚至还会造成严重的身体损伤。

由此可见，进口药并非都好，而国产药也决非人们所想像的那么糟。患者买药是为了治病，只要疗效好，不一定要用进口药，关键是对症下药，能治病的就是好药。

二、正确看待进口药

进口药能受青睐，大概有以下原因：一是世界发达国家科学技术发达，医药行业确实处于国际领先水准；二是品质监管严格，制作相对严谨，无论是药物本身还是包装都非常的精致；三是具有强大的广告效应。客观来说，进口药提供的药物，多是疗效较好的药物，而且有些还补充了国内不能自行生产的缺憾，但它也不是尽善尽美的、万无一失的。例如，目前的技术还不能彻底清除血液中的某些病毒，服用从性病、艾滋病猖獗的国外进口的血液制品就存在着相当的危险。同时，进口药在研制、生产的过程中，其剂量、疗效及副作用等均是以外国人的反应为依据的，它对中国人的种族、饮食和体质各方面的差异都缺乏具体细致的测试，所以，在服用进口药物时，一部分患者会产生种种副作用或出现严重毒副反应，甚至危及生命。因此在选用进口药物时要特别小心，最好事先咨询医生。

对于有些慢性病、顽固症患者，由于长期忍受病痛的折磨而无法得治，转而寻求进口药，把治愈疾病的希望寄托在它们身上，这种心情是可以理解的，但一定要清醒的认识进口药，不能抱有太的期望，更不能盲目使用，关键是要在医生的指导下，服用得当，才能达到治愈的目的，而不应刻意求新、求洋。

还需要注意的是，购买进口药一定要看清它是否合法进口，是否有中文说明、进口药品注册证号、进货单据等，保证购买的进口药品是合法合格的。

三、认清进口药的失效期

进口药品失效期，各国各厂家表示方法不尽相同，但却有一个大致的规律，一般有以下几种情况：

（1）左边英文是月份（多为简写），右边阿拉伯数字表示年份，如Sept99，即1999年9月失效。

（2）左边英文为月份，中间阿拉伯数字为日期，右边阿拉伯数字为年份（或日与年中间有一斜线），如Aug2110或Aug21／10，即2010年8月21日失效。

（3）左边阿拉伯数字是日期，中间罗马数字或阿拉伯数字为月份，右边数字为年份，各数中间加一短横线，如12-1-98或1-12-98，即1998年12月1日失效，也有以月日排的情况（如美国SQUIBB药厂）。

（4）左边阿拉伯数字为日期，中间英文是月份，右边阿拉伯数字是年份，如12Apr97，即1997年4月12日失效。

（5）左边罗马数字或阿拉伯数字为月份，中间空一个字的间隔或画一斜线，右边阿拉伯数字为年份，如IV06或4，06或4／06，即2006年4月失效。

（6）在日本，左边阿拉伯数字是年份，右边为月份（中间空一字格），如03，05，即2003年5月失效；如遇有61，10此种情况，须注意，此“61”系指昭和年，1926年为昭和元年，换算成西元年代，需加“25”，即1986年10月失效。

掌握以上规律，可以帮助你了解药品的保存期，避免服用失效药品。

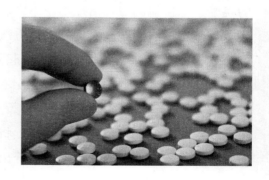

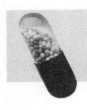

第五节　医药广告有陷阱

现在，一些医疗机构以广告形式误导消费者择医购药的情况明显增多，对此，消费者协会也提醒消费者：医药广告有陷阱，择医购药需谨慎。

据消费者投诉反映，一些小医院、门诊部或其他医疗机构在电视、广播、报纸、杂志等媒体上做广告，对消费者就医、治疗、购药进行误导甚至欺骗，侵害了消费者的权益。少数医疗机构的虚假宣传行为使得整个医疗卫生行业的诚实信用度都受到影响。而不良医疗机构主要有以下问题：

一是夸大治疗效果。一些医疗机构花费巨资在各种媒体广告上进行宣传，宣称自己有多位经验老到的专家，对一些疑难杂症有丰富的治疗经验，对本身的医疗水准和治疗效果也极力夸大，从而诱使那些长期受到病痛困扰而希望早日康复的患者上当。实际上，它们根本就不具备快速治疗此类疾病的能力，那些所谓的专家也并非是真的专家。

二是利用名人的社会影响做广告。一些医疗机构花重金聘请名人为其做广告，推销医疗服务或医疗产品，而这些名人其实大多没有使用过相关产品或者相关医疗服务，但名人具有一定的社会影响力，他们的虚假广告容易误导消费者，使消费者上当，从而花巨款看病、购药。

三是宣称专治疑难杂症，进行欺骗。一些医疗机构大打专治疑难杂症的幌子，标榜他们擅长治疗不孕不育、男科妇科、糖尿病甚至癌症等各种疾病，甚至一些明明还没有良好治疗方法的疾病，他们也可以轻松治愈。实际上，他们不过是对一些顽疾、绝症起到控制病情发展和延长生存时间的效果，而无法根治疾病，而这种治疗最终反而会导致患者病情的恶化。

四是隐瞒诊疗实情，开具大额药方。一些医疗机构的医生在诊病时，将无病说成有病，将轻症说成重症，将一次用药可以治愈的说成病情严重或不易治疗，需要长期的疗程，然后开出大量昂贵的药品，结果消费者花费巨大，耗时又多，仍无法治愈。

五是不明示处方的真实内容和药品的真实成分。一些医疗机构的医生在诊病后开出的处方不清楚标明内容，而是用"××胶囊"、"××口服液"来代替，自制的药品也不明示其成分含量，使消费者无法掌握自身的真实情况，而事后一旦产生医患纠纷，消费者因为没有真凭实据，也很难维护自己的合法权益。

针对以上问题，消费者协会提醒广大消费者择医购药时要注意几点：

（1）要提高维权意识，不要轻信虚假医疗广告。

（2）要科学、理智看待医疗广告，不要迷信名人做的广告。

（3）择医购药一定要选择正规医院。

（4）在就医诊病时要注意辨别医疗机构的诚信度，如遇到就诊的医疗机构医生在病历上不如实明确记录诊病状况，在处方上不明示用药名称、规格、数量，在中药处方上不明示中药成分、数量，药品价格高昂且多个疗程用药仍被要求继续购药等情况时，要当心掉进"黑心医疗"的陷阱。

（5）择医购药要保存好病历、处方、挂号凭证、各种检查和化验报告、收款收据等有效凭据，一旦自己权益受到侵害，可以透过相关途径，维护自己的合法权益。

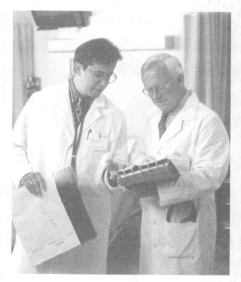

用好药先要买对药

怎样理解毒药、剧药、限剧药和麻醉药

毒药：是指毒性大、治疗量与致死量相近，服用不当会致人体药物中毒或死亡的药品，如盐酸士的宁（Strychnine hydrochloride injection）、三氧化二砷（Arsenic trioxide；Arsenous acid anhydride）等。

剧药：是指作用剧烈，容易发生中毒的药物。常见的有秋水仙碱（Colchicine）、硫酸阿托品、洋地黄毒（Digitoxin tablts）、长春新碱（Vincristine, Oncovin,VCR）、巴比妥（Phenobarbital）、奎尼丁（Quinidine）、扑痫酮（Primidonum）、可乐定（Clonidine）等。

限剧药：是指毒性较强而又常用的剧药，如氨茶碱（Aminophylline）、地巴唑（Dibazolum）。

麻醉药：是指能使机体感觉消失，尤其是痛觉消失以利于进行手术的药物。按临床应用分为全身麻醉药和局部麻醉药两种。

为了用药的安全，国家对毒药、剧药有严格的管理规定，毒药、剧药中大部分为医院处方药，即到药店无法购到，仅少数是非处方药物，自己可以到药店购到，如氨茶碱（Aminophylline）等。家庭服用毒药、剧药时，一定要严格遵医嘱或遵循说明书，严禁随意增加剂量或次数，否则会有生命危险。

第**4**章

阶段用药全扫描

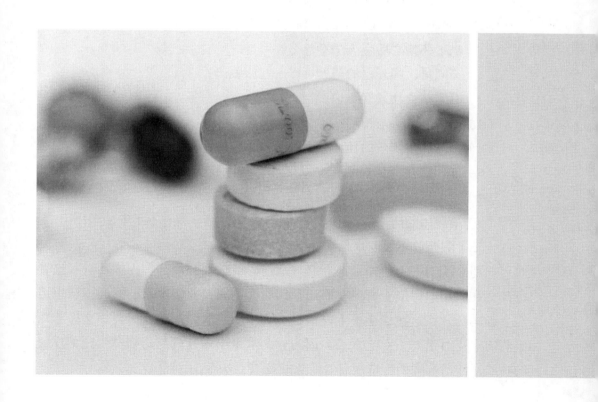

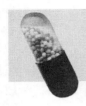

第一节　服药前要注意的事项

（一）服药前的基本注意事项

（1）若是从医院所领回的药物，应该要确实地遵照医师或药师的指示来服用。

（2）若是从药店（房）开出的指示用药，应该遵照药量的指示服用。

（3）若是从药店买回来的一般成药，服用之前应详细阅读盒内所附的说明书（俗称仿单）。虽然一般成药盒外也有适应证、服用方法、用量、成分的说明，但是说明书的介绍与指导较为详细。

注：药盒外的服用说明一般较简略，应该详阅盒内所附的说明书。

（二）服药前需询问药师的事项有哪些

（1）吃了药物之后应该注意什么？

（2）不同科医师开立的药方可以一起服用吗？

（3）有哪些食物最好要忌口？

（4）用药的方法与技巧？

（5）药品产生药效的预期时间及药效维持时间？

（6）如何储存药品？

（7）所服用的药物是否可能有副作用及预防的方法有哪些？

（8）所服用的药物是否会产生嗜睡或影响情绪、精神不集中的副作用？

（三）服药前不要吃水果

在药品说明书上，经常都会有"此药必须空腹服用"等内容，一般患者也都会在服用前仔细查看。在服用某些药物期间，但吃水果的时间不当也可能会影响药效，这在说明书上往往是不会注明的。因此在这里要提醒患者在服药前半小时最好不要吃水果，因为有些水果中含有可与药物发生化学反应的物质，使药效降低。特别需要注意的有以下几点：

首先，水果中一般含有钙和镁等金属离子，这些成分可以和某些类别的药物产生络合反应，形成难溶的复合物，阻止药物在体内的吸收。

其次，很多水果含有柠檬酸和苹果酸，它们会改变肠道中的pH，进而间接影响到药物的作用。而口服青霉素这类对pH敏感的药物，如果与酸性较大的水果（如山楂、橘子、葡萄等）一同服用时，也会影响到药物的疗效。

再次，某些水果中含有一种鞣质成分，这种成分容易和药物发生化学反应，导致药物在体内聚集沉淀，溶解度变小，从而降低药效。这种鞣质成分多存在于青涩的水果中，如未熟的柿子、杏等。

另外，还有些水果中的成分会降低体内药物代谢酶（主要是CYP3A4酶）的活性，药物在体内的浓度便会升高，导致不良反应产生。比如葡萄柚汁对免疫抑制剂环孢素、抗高血压药物都会有比较明显的抑制作用。

此外，一些水果还能和抗生素发生反应，影响药物吸收，本来空腹可以吸收60%的，吃了水果后就可能只吸收40%。

最后，人们常用的降血脂药、抗生素、安眠药、抗过敏药等，均可能与水果中的物质发生相互作用，使药物失效，或产生毒副作用。如过敏性鼻炎患者在服用抗过敏药物特非那定的同时，如果饮用了葡萄柚汁的话就有可能中毒死亡，而某些抗过敏药可以与柚子、柑橘类水果发生反应，引起心律失常，甚至引发致命性心室纤维性颤动。

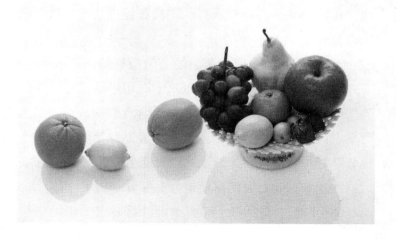

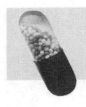

第二节　服药时要注意的事项

（1）一定要遵照医师处方、医师或药师指示，按时服药。包括时间间隔、药剂分量都要正确。

（2）务必遵守饭前、饭后、两餐之间及睡前服用的区别。

服药时间	代表意义
饭前服药	用餐之前1小时服用药物
饭后服药	用餐之后1小时内服用药物
两餐之间服药	饭后的2～3小时才服用药物
睡前服药	就寝前半小时到1小时之内服用药物

（3）倘若是需要每隔4小时、6小时、8小时或12小时服用的药物，就必须严格按时间服用。此时，应避免照三餐服用，如此，才能确保药物疗效。特别是抗生素、抗感染药物，更需要配合时间准时服药。

（4）服药的时候一定要喝水，因为可以用来加速药物的崩散，间接地，还可以减少药物对肠胃的刺激和促进药物的吸收及排泄，以避免药物在体内蓄积。

（5）用来配合服用药物的溶液最好是白开水。一般建议以100～200mL温开水配合服药，千万不要以汽水、可乐、茶水、牛奶、果汁、酒类、咖啡等来送服。因为汽水、果汁、可乐含有碳酸成分，易与药品成分结合；茶水含单宁酸，有可能会吸附药物；牛乳制品富含蛋白质、钙、脂肪，会与药品成分结合；酒类或葡萄柚汁，则可能会影响肝脏对药物的代谢。

注：与药物送服的溶液最好是温开水。

（6）每一种药物，其剂型设计都有它的理论根据，患者应切实遵守指示来服用。

剂　型	服用方式
喉片	要含在口中，千万不可以嚼烂吞服。因为喉片制剂形状较大，若予以吞服是很危险的
舌下锭	是由口腔黏膜吸收的剂型，不可以直接或是咬碎吞服
持续释出型肠溶锭、糖衣锭	应该整粒吞服，切勿嚼碎或磨碎来服用，以免造成没有治疗效果或效果减弱，甚至于有所谓胃肠道不舒服的现象发生
悬浮液剂	记得服用前摇一摇，让药品成分分散得更均匀
糖浆剂或药物溶液剂	必须把药液倒入汤匙或有刻度的杯子中服用

（7）服药前一定要看清楚，千万不要把外用药拿来当内服药服用。

（8）服用药物之后，不可以饮酒及喝含有酒精性的饮料，因为酒精会影响肝脏的代谢，让药物的副作用增强。

（9）不可以在黑暗中摸索服药。尤其老年人的视力或听力有问题时，也要特别小心。

（10）服药之前应仔细阅读标签文字，不可以去猜测药品的名称、疗效作用。

（11）若同时在不同的医院所就诊，看了不同医师且开了不同的两份药物，两份药一定要让其中一位医师判断过，才可以一起服用。

（12）千万不要把自己的药品送给别人服用。因为相同的病在不同的患者身上，症状并不一定相同，医师会依个人体质的不同而调整处方药物，所以，切不可自作聪明，以免造成不良后果。

（一）吃药也要讲规矩吗

不少患者会有这样的情况：吃了许多药，病情却毫无起色。服药后疗效不好原因很多，有一个重要原因就是患者的吃药方法不当。下面就举出几种吃药方法不当的例子：

（1）服药时间不对。医生开出的药，往往只注明一天2次还是3次，但一天究竟在什么时间服用，饭前用还是饭后用，一般都没有明确的说明，因此很多患者在服药的时候也就很随意，经常是想起来才服，这样时间不规律，药效也就大打折扣了。

最佳的服药时间，应根据药物的不同特点来服用，这样效果最佳。比如驱虫药、盐类泻药宜清晨空腹服用，因为此时胃里及十二指肠无食物，药物能保持较高浓度并迅速进入肠内，发挥最佳药效。相反，药物对胃肠道有刺激的，而食物对药物又没有多大中和作用的药物应在饭后15～30分钟内服用。服药的最佳时间应考虑药物的作用以及对人体伤害减少到最小为原则。

（2）吃药方式不对。比如，心脑血管病突发，常取舌下含药的方式急救。有人便只把药往舌下一放了事。其实，含药的目的是利用口腔黏膜和舌下静脉直接吸收药物，所以，正确的方法应该是把药物放到舌下口水较多的地方，有时还应把急救药弄碎，或者少量给水，以帮助药物被尽快吸收，发挥最佳疗效。再比如，很多人吃药时会干吞药片，殊不知这样做不但会影响药效，甚至还会发生不良反应。干涩的药物是经咽喉、食管进入胃的，水有护卫和润滑食道的作用，还能加速药物在胃里溶解的速度，加快胃肠吸收，增加血药浓度，同时还可冲淡食物和胃酸对药物的破坏，减少药物对胃肠的刺激。像磺胺类药物就容易引起结晶尿、尿痛、血尿、尿闭等症，多饮水则可加速排泄，减少毒副作用。

（3）不注意忌口。服用药物期间有很多东西是不能吃的。有人服药时爱用茶水送药，这是绝对不可取的，因为茶中有一种叫鞣酸的物质，它能与药物中所含蛋白质、生物碱或金属盐等成分起化学反应，生成不易溶解的沉淀物，影响人体吸收，降低疗效。在服用人参等滋补品时，不要吃白萝卜，因为白萝卜具有行气消导的作用，会减弱人参的药效，反之，若因用人参等滋补时出现胸闷、气短、腹胀等不适时，则可依靠白萝卜的消导行气功效来治疗。总之，服药时应少吃生冷、油腻、不易消化的食物，这样可以避免增加本已虚弱的脾胃的负担，保证治疗的效果。

（二）服药小方法及注意事项

在服药时，必须严格遵守医嘱，定时、按量服药，有可能的话，还应尽量了解所用药物的性能、作用及其副作用，以便在发生药物不良反应时即时送医院治疗。

（1）服药。

1）服用酸类、含铁药剂时要避免药剂与牙齿直接接触，可用吸管吸入。

2）服用止咳糖浆后不宜马上饮水，以免冲淡药液，降低对呼吸道黏膜的安抚作用而影响药物效果。

3）服用磺胺药与发汗药时要多饮水。因大量饮水可防止尿中出现磺胺结晶，亦可帮助发汗，起到降温作用。

4）服用洋地黄（Digitalis）、奎尼丁（Quinidine）前需测量脉搏或心率，如心率每分钟少于60次则应暂停服用。

5）服用健胃药物，一般应在饮食前半小时服用，以刺激舌胃感受器，使胃液大量分泌，以增进食欲。

6）服用帮助消化和对胃黏膜有刺激性的药物应在饭后半小时，这样可使药物和食物均匀混合，减少对胃壁的刺激。

7）镇痛药应在疼痛发作时服。

8）安眠药、止泻药一般应在睡前服。

9）退烧药应在体温37.5℃以上服用。

10）驱虫药一般在空腹时服。

（2）药品要放在一定的地方并标明药名，以免混淆。急救药要放在易取处，一旦病情有变，不致因找药而贻误抢救时机。剧毒药要妥善安放，以防家中小孩误取误服。

（3）小儿及意识半清醒的患者，服用片剂时要溶化于水中再给口服。

（三）服药饮水小常识

应按医嘱服药，不可随便增加或减少药物剂量及服用方法，每种药品都有它的治疗剂量和中毒剂量以及致死量，剂量不够达不到治疗的作用，剂量过大则容易引起中毒。特别是有的药物治疗剂量和中毒剂量很接近，更应按医生的吩咐执行。有的患者不能坚持治疗，症状一旦好转便主动停药，这样不仅容易使疾病复发，也会导致治疗难度加大。

除了含片之外，吃药时一定要喝水。有些患者吃药时图方便，直接用唾液把药咽下去，这种做法很不科学。服药时饮水有利于吞咽，有些药物刺激性较强，如氯化钾、硫酸亚铁等药物，如果干吞药片，药片就有可能在食管局部停留过长，时间久了会造成食管炎，而适度的饮水有利于药物吸收，因为药片进入体内后必须崩解、溶化，才能被吸收、利用，这一过程必须依靠水的作用。在一定程度上，水量越多，药片崩解得越彻底，药物分子与胃肠黏膜的接触面就越大，吸收利用率也就越高。反之，如果服药时没有饮水，而胃液量又很少，药物不仅没有充分溶解，还会使局部浓度过高，刺激胃黏膜，诱发胃溃疡。

还有一点需要注意的是，服药期间一般需要饮用大量的水，这样有利于药物排泄，防止造成肾损害，比如感冒患者服用APC或阿司匹林时，饮水量要大一些，因为阿司匹林等药物会伤胃，而饮水有助于机体大量排尿以代谢

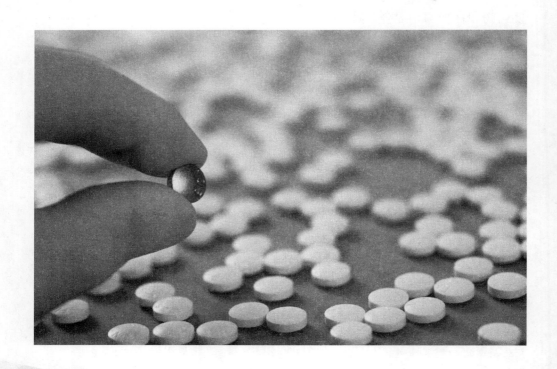

体内的毒素，再则感冒药会导致患者大量出汗，所以需要适当补充水分。而如果发高烧的话，要注意每天的尿量不能低于1.5L，因为喝水过少不利于发汗降温，即也使身体因为没有及时补充水分而引起虚脱。

当然，还有一些药物服用时不能喝太多的水，比如饮用止咳糖浆时，会有部分药液停留在发炎的咽部黏膜表面，形成保护性的薄膜，减轻黏膜炎症、阻断刺激、缓解咳嗽，所以喝完糖浆5分钟内不要喝水。

饮水不能太烫，很烫的水容易损伤食管，而热水对某些药物也有破坏作用，所以最好还是用常温水送服西药。

（四）药物是否可以磨碎吃

一般来说，只有小儿科患者用药，才会把药物磨粉服用，因为小孩子气管太窄，不会吞药丸，再有就是一些不方便吞药的患者，比如插鼻胃管的患者或某些老年患者，也需要把药丸磨成粉末服用。但在其他情况下，药品最好不要磨粉服用。

有一些药品的成分、剂型设计，是不适宜磨碎或嚼碎。一般有以下三种原因：为了掩盖某些药物中的不良气味；药物不需在胃中，而必须在肠中溶解，因为胃肠道有刺激性破坏，有可能损害药物的效用；为了使药品整洁美观，而做成肠衣锭、膜衣锭、糖衣锭。

医师或药师有时会给予患者只需要24小时（一天）服药一次的延长释放剂型的药品，这种药称之为持续释放锭或持效释放胶囊。服用这类药品时，需要整粒吞服，否则就会失去持续释放的意义，起不到应有的作用。

一些舌下用药，如果吞服会被胃酸所破坏，嚼碎或研磨则可能使药效变差，无法吸收而无效，紧急时会危及生命。比如用来救治心绞痛的急救药物硝酸甘油，就不适合磨碎服用。

软胶囊剂型的内部为液体，不可能磨粉服用。

因此，如无必要，不要随便将药品磨粉。而对于胶囊型药物，也不要将药粉倒出来服用，这样不仅味道苦涩，会因为含色素成分将牙齿或黏膜组织染色，还会因为药品提前被吸收，而产生一些胃肠不适的副作用，影响疗效。

对于既不能磨粉又无法口服的药品，也可以用成分相同可磨粉的锭剂、栓剂，或较可口的乳剂、糖浆剂或悬浮剂来代替。

（五）服药时可否与其他饮料、茶或牛奶合用

吃药时喝开水，除了吞服容易以外，也可以使药顺利溶化。而饮料、茶和牛奶都是不可取的送药方法。

很多饮料中都含有碳酸，有可能和药品结合而造成药效改变。

茶和咖啡当中则含有丹宁酸，它会与药品中的重金属、生物碱和蛋白质等起反应，产生丹宁铁的沉淀，致使药效减半而影响药物的吸收与治疗效果。例如阿司匹林（Aspirin）、治疗贫血的铁剂（Iron）也会产生此作用，因此要避免以茶和咖啡配服。

还有一些父母，为了哄孩子服药，会将药水混在牛奶中喂服，或者答应孩子服完药后饮用牛奶，这也是不可取的方法。牛奶含有大量的钙质，会与很多药物产生化学作用，形成不易溶解的钙化物，影响药物的吸收及效应。因此不建议药品与茶、牛奶或其他饮料一起服用。

如果吃药时不服用开水的话，则有可能让药粘在食道黏膜上，药性慢慢渗出时会产生局部化学作用，灼伤食道黏膜。因此，我们服用药物时，切勿干吞药粒，应以开水送服，而服完后也应该适当喝水。

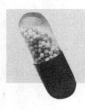

第三节　服药后要注意的事项

（1）服药后若感觉到不舒适的症状或是有副作用，例如：头晕、恶心、呕吐、红疹、腹痛等时，如果事前医师或药师早已告知，则不需要惊慌，因为这是药物服用后的出现正常反应。但有时会依个人体质而产生未预料到的反应，所以服用药物时应加以留意，并于就诊时仔细询问医师、药师用药的问题；一旦有其他严重的情形发生时，就要马上回诊。

（2）绝对不可以擅自停药，也不可以自行加药、减药或改变吃法、剂量。如需修改，应回就医处询问医师或药师，并由专业人员判断是否换药或者加减药量。

（3）要定时定量坚持服药，并定时复诊。

怎样理解慎用、忌用和禁用

慎用：提醒患者在服用本药时要小心谨慎。就是在服用之后，要细心地观察有无不良反应出现，如有就必须立即停用；如没有就可继续服用。所以，慎用是告诉你要留神，不是说不能服用。

忌用：比慎用进了一步，已达到了不适宜服用或应避免服用的程度。标明忌用的药，说明其不良反应比较明确，发生不良后果的可能性很大，但人有个体差异而不能一概论之，故用忌用一词以示警告。

禁用：这是对用药的最严重警告。禁用就是禁止服用。

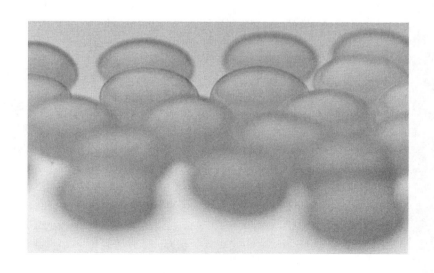

第**5**章

西药服用
小方法能起大作用

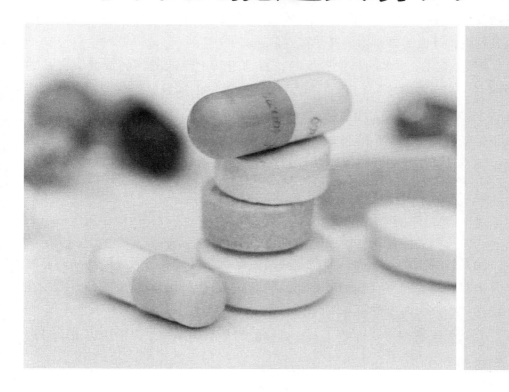

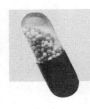

第一节　说明书中的大学问

随着生活节奏和医疗水准的提高，人们日常接触及服用的药品越来越广泛。面对诸多的药品，消费者该如何正确服用，才能摆脱不安全的隐忧呢？要知道，一般消费者不可能是精通各类药品的专家，除了日常学习和长期积累的药品知识与生活保健常识外，大部分的消费者还需要依靠阅读药品说明书，才能基本了解自己服用的药品是何物。

一、药品说明书是了解药品的重要钥匙

一般来说，无论是进口或国产的药品，药品包装内一定会提供一份中文的药品说明书。通常在说明书的正文里，会包含着许多小段资料，有些药品因其特性，还会另外再增添其他重要信息。

但是有越来越多的消费者反映，目前市场上流通的药品或健康食品的说明书，都存在着不同程度的"说"而不"明"的问题，有些说明书相当简化，内容简单得让人无所适从，有些却又全是术语，用词深奥、不知所云。真正好的说明书，其内容虽是巨细靡遗，但也能让人一目了然。下面就对药品说明书做一个简单介绍，让消费者更容易地看懂药品说明。

二、药品说明书中各项资料代表的意义

（一）药品名称与许可证字型大小

药品说明书的最前面，都会有药品名称与许可证字型大小。药品的名称就是商品，这个符号代表的就是药品的商品名，因为相同成分的药，可以在不同药厂生产，所以就会有不同的商品名。

在药盒上有国家批准的文号，最权威的是国药准字。目前有以下文号产品销售：

（1）"制字型大小"制剂。它是某医院在经方验方基础上报当地（地市级）药品监督管理局部门审批的文号，往往是科研的初期阶段，临床上是否有效，即使有效是偶然还是必然，机制是什么，对人体有无毒副作用等情况都还不确定，现存的资料还不能透过国家新药审批鉴定，因此不能上市销售，只能在本院范围内做临床观察服用，它不能在指定医院以外进行销售，也不允许在媒体做宣传。

（2）"卫食健字"号产品。它是国家卫生部批准的保健食品，往往通过1～2年申报审批即可获得，不需二、三期临床试验。因此国家规定，保健食品只是对人体有某些保健作用，可以宣传保健功能，但绝对不允许宣传有治疗作用。

（3）"卫药健字"保健药品。它是20世纪80年代末国家适应改革开放需要临时决定批准的介于食品和药品之间的保健药品，因缺少"国药准字"药品科研资料和临床实验报告，它的作用只能保健和辅助治疗。不允许宣传治疗作用，它已在2003年末全面废止，不准上市销售。

（4）"国药准字型大小"产品，为了您的安全用药及疗效，请您认清是"国药准字"还是"地方准字"，虽然都是药品，但是地方的批准文号只能是1996年以前才能审批，审批要求简单，科技水准有限，疗效可靠性及安全性方面差距较大；1996年以后药品一律提升到国家卫生部，批准文号为"卫药准字"；1998年后国家实行医药分家，药品归国家药品监督管理局的审批，批准文号为"国药准字"，这种批准文号都属于新药，科技水准最高，疗效最可靠。一种"国药准字"药品在美国以往需要10年科研时间和10亿美元试验费才可获得，在中国抗癌新药现在一般至少需要7年以上科研时间和500万元人民币以上科研费用，经过严密及科学的验证才能获得批准，其中需要透过药理学试验、急慢性毒理试验、病理试验、一期、二期、三期临床试验，尤其是二期临床试验是国家药监局指定三级甲等以上医院进行验证，首先是确定适合的病证，严格挑选对症的600例患者做标准验证，服药前后要CT、B超、化验、症状等做严格对比，还要与原有的同类的抗肿瘤药品做对比，其中所有的详细资料必须保留，每一个脏器的疗效试验要历经3~5年，甚至更长，对90%以上病例有效并且具备可重复性，最大限度排除偶然性，并且对人体无致畸等毒害，最后再组织全国新药审评权威专家审评，才能取得新药证书及国药准字批号（生产批件）。

因此，治疗病症最佳选择是"国药准字"新药。所以患者在选择药物时，看清批准文号很重要。

（二）成分名、学名、化学名

药品的名称很多，有商品名、成分之学名、俗名、化学名等，药的成分名就是药品的最基本资料。简单地说，药品名称大致上分为学名与商品名二种，不论是在哪个国家或哪个药厂出厂，一种药品就只有一个学名，但是却可以有多种的商品名，因为商品名是厂商所取的名称，不同厂牌可有不同的名称。所以，简单来说，学名是唯一的，通常在成分栏内就可以找到了。成分栏会标示药品成分，有时候是单方（单一成分），有时候则是复方（两种或两种以上成分）。

以常见的药品成分名Acetaminophen（乙酰氨基酚）为例，以下三者皆为同一种成分：

商品名	出产药厂
普拿疼	葛兰素史克药厂出品
伯乐	永信制药厂出品
力停疼	中国化学制药厂出品

（三）剂型

药物依照给药的途径或给药方式，大致可以区分为口服给药（包括锭剂、胶囊剂、糖浆剂、溶液剂等）、注射给药（包括静脉注射、皮下注射、肌内注射等）、吸入给药、黏膜给药或皮肤给药。

一般消费者较常接触的剂型，列举如下：

中文名称	英文名称
锭剂	Tablets
胶囊剂	Capsule
膜衣锭	FilmCoated tables
糖浆剂	Syrups
悬浮剂	Suspension
酊剂	Elixir
阴道栓剂	Vaginal suppository
阴道凝胶	Vagial gel
阴道锭	Vaginal tablets
外用软膏	Ointment
外用乳膏	Cream
外用洗剂	Lotion
吸入剂	Inhaler
喷鼻剂	Nasal Spray

（四）剂量

无论什么剂型，每一药品都有它的剂量单位。常用的药品剂量单位如下：

英文单位	中文意义
mg	毫克
μg	微克
mL	毫升
U	国际单位

（五）适应证

适应证是指卫生部所核准的医疗用途，简单说，就是这个药可以治哪些疾病。一般说来，那些疾病名称都是医学专用名词，要是有任何疑问，应该尽量询问专业医师或药师。

（六）用法用量

用法即是指示此药品应该怎么吃，用的剂量应该是多少。至于用量，一般可分为成人、儿童或老年人的用药剂量，如果没有标示，通常都是指成人的正常用量。我们应该详细阅读药物的服用的方法与剂量，并确实地依照指示服用。要注意的是，将用药剂量自行增加，并不能增加疗效，反而有可能会增加药物的副作用。因此，若对于医师所开立的剂量有疑问时，应立即请教医师或药师。

（七）药物交互作用

一般而言，药品交互作用并不易察觉。如果在医院、诊所或药店拿取或购买药品的同时，又有吃其他药品的情形，则应该先详细询问医师或药师两者之间的交互作用。因为有些药物会与食物、酒精或其他药物交互作用，从而产生不正常的反应，例如增强或减弱应有的药效，所以，服用药物时，必须仔细阅读药品的说明书，并向医师询问处方药的交互作用。

（八）副作用或不良反应

根据临床治疗经验，除了特定的疗效之外，几乎所有的药物都会产生其他的作用，也就是副作用与不良反应。

药物的副作用是指可预料，但是在治疗的过程中是不希望被显现出来的作用。例如某些治疗鼻塞、过敏的药物，常发生的副作用是嗜睡及疲倦；又如治疗气喘、咳嗽的药物，也常发生有短暂的心悸或双手颤抖的现象。不过，有些药物的副作用也具有医疗作用，例如有一种降低胆固醇药物（Cholestyramine）会引起便秘，所以，适当的服用还能治疗腹泻。

药物经常性的副作用包括嗜睡、荨麻疹、晕眩、头痛、恶心、呕吐、腹泻、皮疹、皮肤瘙疹等。较少见的副作用有水肿、多毛症、哮喘、血管神经性水肿等。许多药物的副作用是暂时性的，服用者并不需要太恐慌。有些人在阅读或了解了说明书上关于副作用的文字叙述后，就打退堂鼓而不敢去用药，站在医药学的角度，副作用的发生概率，其实与体质或服用时身体的状况有关。副作用经过一段时间后，生理就会慢慢适应或缓和，那么患者就不会再觉得不舒服。

药物的不良反应，则是指料想不到，也无法预测的反应，它虽然具有潜在危险性，却不经常发生。有时候是因为服用药物过量，使患者本身对药物产生过敏反应，但一般不良反应都是原因不明的。比较令人担忧的是，假如药物被不当滥用，服用者可能因为长期滥用而造成心理依赖，然而，针对可能发生的问题，医药界目前也只能是在药品说明书上标示警告讯息，不断提醒病患谨慎服用。

（九）禁忌注意事项

因为每个人对药物的反应不同，有些人特别容易受到药物不良反应的伤害，这些高危人群一般包括老年人、孕妇、婴儿和儿童、肝脏疾病患者、肾脏疾病患者及罹患多种疾病患者等。很多说明书上叙述的注意事项，大多是着重在孕妇、婴幼儿服用的安全性问题，而更仔细的厂商，还会列出正在哺乳的女性服用此药品时，对婴儿的安全性及要注意的小细节。

所以，在开始服用药物前，务必要详细阅读以上几项，并仔细请教过医师或药师后，才能服用。一般越重要的顺序会排在越前面。如果说明书上有说明绝对禁忌，则是完全不得服用此药物；若是相对禁忌，那么在服用上药物时，则务必谨按医嘱十分小心的服用。

（十）保存上的注意事项

大多数药品储存在室温下即可，不必刻意将药品储存在冰箱，因为并不是每种药品皆可放在冰箱，有时放在冰箱反而会使药品失去效用。所以，除非药物有特别规定需要冷藏保存或是2~8℃保存，是不需要特意放置在冰箱的。所以，只要详细阅读此项，就可以避免因为错误的保存方法，而导致药品失效。

由此可知，药品说明是了解药品最直接也是最快的途径，它能提供用药的最重要的信息，也可以指导患者了解药品的功能、主治（适应证）、用法用量、注意事项等。因此，只有按照说明书的要求用药，才能安全有效的缓解和治疗一些常见病症。不过，若是能透过专业医药人员的协助，则更能避免不必要的误解与恐慌，使治疗成效大大提升。

药品说明书不能"报喜不报忧"，一定要全面、具体、求实，千万不能故意疏漏重要事项，因为这与病患的健康关系密切。所以，制药界应充分认识到这一点，除了生产出好的药剂，也要写出好的说明书，才能为医药界与患者提供安全、可靠、值得信赖的医药服务。

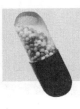

第二节　按时规律　发挥药效

大多数的药品都必须定时服药，才能产生最佳疗效。定时服药是指患者在间隔规定的时间就应该服药一次，例如间隔4小时、6小时、8小时、12小时等。此种特定的服药方式并不分饭前或饭后，其目的在于希望维持血液中药物的有效浓度。若是医嘱指示需要定时服药，患者就一定得按时服用，千万不可随着三餐服用（加上睡前一次共四次），如此，才能确保药物的疗效。尤其是抗生素、抗感染药物，医师如果指示间隔4小时或6小时必须服药一次，就表示这样才能达到杀菌效果，避免细菌再度滋生，也可预防抗药性产生。

从医院、诊所或各医疗单位拿回来的药品，如果只是简单的疾病，我们可以在药袋上清楚看见服用次数、服用时间，及饭前或饭后服用的注明事项。但是，慢性患者每天必须服用的药品可能有许多种，甚至连服用的时间都没有特定，因此，吃药时间的学问也就不那么简单了。

一、为什么会有不同的服药时间

许多患者从就诊地方拿完药后，通常想到的第一件事情，就是这些药何时服用最恰当？绝大部分患者的第一个直觉都认为：应该饭后服用吧！而这个答案是建立在饭后吃药比较不伤胃这个论点上的。当然，这种想法也没有错，许多药品通常对胃肠道多少都有些伤害，但是，不同的药物有不同的制剂、不同的疗效、不同的适应证、不同的禁忌、不同的给药方式等，因此，各种不同疾病的用药时间也必定会有所差异。只有依正确的时间服用药物，才能达到药物最大的疗效。

尤其随着医药科学的发展，医药专家们发现，许多药物在治疗疾病的疗效运用，的确与药物的服用时间有密切的关系，所以我们应当遵照医师或药师规划的治疗时程来服药，包括完整的全程治疗时间（例如一周、一个月或一年）、用药的时间点（例如饭前、饭后、睡前或需要时等）、用药的时间（例如一天3次或一天2次、一天1次等）。

二、什么时候服药最好

吃药的时间与一天生活的作息有显著的密切关系，例如饭前、饭后、睡前等。只是多数人对于饭前、饭后的认知并不完全清楚，总以为饭前服药就是吃饭用餐前的那一刻吃药；至于饭后服药呢？就是吃完饭后立刻服用药物。这样的观念并不完全正确，一般医药界所指称的服药时间，包括饭前服药、饭后服药、空腹服药、睡前服药等，其实是各有标准的定义。下面将它列表说明：

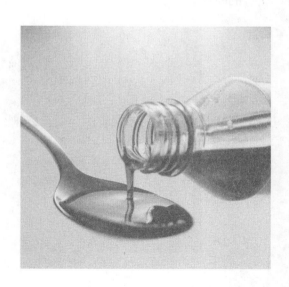

5 西药服用 小方法能起大作用

服药时间	标准定义
饭前服药	指在用餐前1小时或用餐后至少2小时服用，也就是胃肠几乎要唱空城计的时候。通常适合服用对肠胃不会造成障碍，而且还能增加吸收能力的药物
饭后服药	指随餐服用，或是饭后1小时内服用，也就是胃肠中还有食物的时候。通常适合服用对胃肠有较强的刺激作用或怕胃酸破坏的药物
空腹服用	指在用餐之前1小时或餐后2小时服用。对于容易受饮食因素而影响的药品，一般建议空腹时服用
睡前服药	指就寝前半小时到1小时内服药
两餐之间	指饭后2~3小时内服药

所以，相同剂量的药物，在不同时间服用的治疗效果可能也会相差很多。因此，病患一定要依照医师、药师的指示服药，才不会事倍功半，延误痊愈的时间。

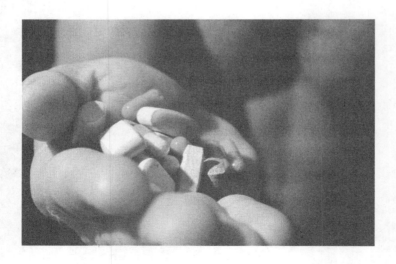

三、适合空腹或饭前服用的药物

药物分类	药物名称	特别注意事项
抗生素	阿莫西林（Amoxicillin），氨苄西林（Ampicillin），利福平（Rifampin），克林霉素（Clindamycin），制霉素（Nystatin）	服用时若发生肠胃不适，可改为食物并服
降血糖药	格列吡嗪（Glipizide）	务必遵照医师药师的指示服用
甲状腺素	甲状腺素钠（Thyroxine sodium）	最好于饭前30分钟服用
缓泻剂	比沙可啶（Bisacodyl）	
肠胃病用药	甲氧氯普胺（Metoclopramide），西沙必利（Cisapride），硫糖铝（Sucralfate）	
心脏血管用药	双嘧达莫（Dipyridamole），卡托普利（Captopril），硝苯地平（Nifedipine），硝酸异山梨酯（Isosorbide dinitate）	
抗癌药	环磷酰胺（Cyclophosphamide），苯丁酸氮芥（Chlorambucil）	
泌尿抗感染药或抗菌药	诺氟沙星（Norfloxacin）、异烟肼（Isoniazid）	

四、适合饭后服用或随餐服用的药物

药物分类	药物名称	特别注意事项
维生素	（尤其是脂溶性维生素）维生素A、维生素D、维生素E及维生素K	
胃肠消化、胃溃疡药	西咪替丁（Cimetidine），雷尼替丁（Ranitidine），法莫替丁（Famotidine），尼扎替丁（Nizatidine）	
止泻剂	洛派丁胺（Loperamide）	
抗感染/抗霉菌药	呋喃妥因（Nitrofurantoin），甲硝唑（Metronidazole），灰黄霉素（Griseofulvin），乙胺丁醇（Ethambutol），依他康唑（Itraconazole）	
中枢神经用药（包括安神药/抗癫痫药/抗抑郁症药/抗帕金森氏症药）	苯妥英钠（Phenytoin sodium），卡马西平（Carbamazepine），溴隐亭（Bromocriptine），氟哌啶醇（Haloperidol），丙咪嗪（Imipramine），硫利哒嗪（Thioridazine），多塞平（Doxepin）	
心脏血管用药（包括抗心律不齐/利尿剂/末梢血管扩张剂/降血压药）	普萘洛尔（Propranolol），拉贝洛尔（Labetalol），美西律（Mexiletine），螺内酯（Spironolactone），甲基多巴（Methyldopa），肼屈嗪（Hydralazine）	利尿剂睡前不宜服用，以免影响睡眠品质
解热镇痛剂	布洛芬（Ibuprofen），阿司匹林（Aspirin），吲哚美辛（Indomethacin），萘普生（Naproxen），吡罗昔康（Piroxicam），双氯芬酸钠（Diclofenac）	
铁剂	葡萄糖酸亚铁（Ferrous Gluconate）	请勿与茶、咖啡一起服用

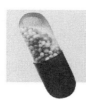

第三节　依生理时钟服药效果更好

　　《华尔街日报》曾经报道，为了患者的方便，医药界建议根据三餐或每天睡前起床时间服药。可是越来越多基础医学生理研究指出，某些疾病的症状会在一天之中的某一个时刻最为严重，而患者的身体也会感觉较不舒适。所以，多数的医师和药师都相信，若是让药物可以与患者一天中病症最严重的生理时钟配合，则药效会发挥得更大，副作用也能够减少，甚至在特定的情况下，还能让医师调低剂量。

　　例如中西医界最近的研究指出，中风与心脏病的发生率在上午6点到接近中午时的概率较大；气喘发病则在清晨4～5点达到高峰。另外，像过敏恶性花粉热患者在每天起床之后，生理上感觉最不舒适。而老年人的关节炎常在晚上或睡眠期间感觉较疼痛，但是一到白天疼痛的症状就较轻微。这些案例都支持着科学家的"生理时钟理论"。

　　因此，1987年学者Lemmer及Labregue研究指出，气喘既然在傍晚以后和夜间是发作高峰，所以气管扩张剂及长效型抗气喘药物，最好的投药时间是在睡觉之前，可以缓解漫漫长夜的气喘难耐。另外，学者Aekri及Halberg等人的研究则指出，胃酸分泌的高峰是在晚上8点到清晨2点之间，因此建议消化道溃疡患者，晚上11点是服用抗胃/十二指肠溃疡药物（例如雷尼替丁、法莫替丁）的最佳服药时段。

　　而学者史莫伦斯基和兰柏合著的《促进健康的生理时间指南》（The Body Chock to Botter Health）一书，则列表说明各种病症的最佳服药时间，可供大家参考。

病症及治疗剂	服用时间
治疗风湿性关节炎的消炎镇痛解热剂	傍晚服用
治疗高血压、预防心脏病和中风的药物	晚间服用
治疗气喘的茶碱（Theophylline）药物	晚上服用
降低人体内胆固醇及其他血脂的药物	晚上服用
催眠药、避孕药、驱虫药	临睡前半小时服用
具有利尿效果的药物	不适宜于睡觉前服用，以免影响睡眠品质

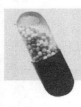

第四节 各种外用药物的使用方法

外用药物的种类是很多的，包括吸入剂、眼药水、眼药膏、耳药水、喷鼻药水、漱口水、肛门栓剂和阴道栓剂等。而这些外用药物该如何使用？使用时注意事项又有哪些呢？

一、皮肤用药

（1）在使用前必须将手及用药部位清洗干净，然后轻轻涂抹，但不要搓揉患部。

（2）如果是为了治疗皮肤干燥或促进血液循环，则可以稍加按摩。

（3）若没有医师或药师指示，不可以将患部整个包起来。

（4）挤出过多的药品不要再放回容器内，以免污染。

（5）若是洗剂、悬浮液剂，使用前要来回振荡，使溶液可以充分混合后再使用。

皮肤贴片

原则上不要贴在有毛发覆盖的地方、伤口或结痂的部位，可以请教药师适合贴片的部位。

二、眼睛用药

（1）避免药品与任何物体接触，注意眼药水（膏）瓶嘴不可以接触到睫毛或眼睛，以防止药水（膏）瓶受污染。点完眼药，应立刻盖上瓶盖。

（2）不可与他人共用，以免相互感染。

（3）戴隐形眼镜时，切勿点眼药。

（4）点眼药的前后，应先将手彻底洗净。

（5）同时使用一种以上眼药时，至少应相隔5分钟，并且先点药水后才上药膏。

（6）若需点两种以上眼药水时，间隔也需5～10分钟后，再点第2种眼药水。

（一）眼用药水

（1）眼药瓶的瓶口千万不可接触他物（包括眼球、手或其他物体），以防止药液遭到污染。

（2）若为悬浮剂，使用前请先摇均匀。

（3）点眼药前，请先将眼用药瓶口及眼睛周围清洗干净。尤其清洗双眼时，请用不同棉纸沾湿擦拭，以免双眼互相感染。

（4）头往后仰并轻轻将下眼睑往下拉，而后滴药水于眼睛下眼睑与眼白之间。慢慢放开眼睑，使眼睛尽量保持30秒内不眨眼；或闭上眼睛且让眼球旋转，使药液接触眼球全部表面。同时可压住眼角，以防止药液经由鼻泪管流入喉咙。

（二）眼用药膏

（1）先将手彻底洗净，然后立即于镜前且近靠，头稍往前倾。以食指轻轻将下眼睑往下拉。

（2）将眼用药膏管置于眼球前方，沿着下眼睑的里面，挤压药膏管涂药膏，最后用面巾纸拭去多余药膏。

（3）闭上眼睛2分钟，使药品扩散并充分吸收。

三、鼻用药

（1）使用鼻用药前，要先将鼻子擤干净。若为鼻喷剂，使用时应先将喷头放入鼻孔，同时捏住另一鼻孔，然后将药品压出，并缓缓吸入药品，再用口呼气。

（2）每次使用后要将喷头洗净，或者是用面巾纸擦拭干净。如果是鼻滴剂，使用后最好能静躺1~2分钟，并慢慢转动头部。

（3）滴管用后要先用清水洗净再放回瓶子。同样的，不要与别人共同药品以免污染。

（一）鼻喷剂

（1）先将鼻腔擤干净。

（2）使用前后都要将喷头清理干净（可用面巾纸拭净），以免产生污染。

1. 气压式喷雾剂

（1）先将鼻腔擤干净。

（2）将喷头放入鼻孔中，捏住另一鼻孔，挤压药瓶按钮将药物压出，同时吸入，再用口呼气。

2. 挤压式喷雾剂

将药剂出口放入鼻孔中，迅速稳定的挤压药瓶按钮，将药物压出并迅速用鼻吸入药品。

（二）口吸入剂

（1）使用前充分摇均匀。

（2）先呼气，然后将口吸入器放入口内，并以双唇含住口吸入器。

（3）用拇指和食指压出一个剂量，同一时间深深吸口气然后闭气，取下吸入器。

（4）闭气约10秒，然后缓缓呼气。

（5）使用完成后要拆下口吸入器并洗净，然后让其自然干燥即可。

四、耳用剂

（1）避免滴管碰触到耳朵或任何表面，如果方便最好请别人帮忙。

（2）侧躺，将患耳朝上。吸取药液后，缓缓挤压药液使之流入耳道内，但滴管不可插入耳内。

（3）大人点耳则将耳朵往后上方拉，可促使药液往内流。保持相同姿势约5分钟。必要时可以用沾湿的棉球塞住耳道。

（4）婴儿点耳是应将耳朵往后下方拉，这是因为婴儿耳朵软骨尚未发育完全的缘故。

（5）点耳完成后，请以干纸巾拭擦滴管及瓶口。

五、阴道乳霜

（1）先将送药器拴在软膏管嘴上，挤压药膏软管将所需药量挤入送药内，移开送药器。

（2）仰卧、双腿分开。

（3）将送药器缓缓送入阴道深部约8～9厘米处，再将指示的药量轻轻推送至完全推入阴道内。

（4）使用完成后，要将送药器清洗干净。

阴道推入器使用方法：

将推管拉到底后，将栓锭窄置入送药器的杯形尾端。用拇指和中指握住送药器外管的尾端。然后慢慢将送药器插入阴道深部后，用示指压下推管，将栓剂放入阴道内。最后小心移出推药管。将外管与推管分开并清洗干净。

六、阴道栓剂

（1）天气较热或存放于较热的地方，会造成栓剂变软以致无法塞入时，可将栓剂放置在冰箱或冰水内30分钟，即可让栓剂变硬，以方便使用。

（2）使用前要先将手彻底洗净，然后除去包裹栓剂的铝箔或塑胶外包装后，再以温水湿润。

（3）仰卧屈膝，双腿分开。

（4）当阴道干涩不好推入时，可以在阴道栓剂前涂抹少许乳液、凡士林或沾点开水润滑，将有助推入阴道栓剂。

（5）妇产科医师都鼓励在晚上洗澡后、睡前使用。

（6）务必先将指甲剪短、双手洗净，蹲姿或仰卧姿，两腿屈起向外张开，用示指及中指把阴道栓剂轻推入阴道口。放妥后，再用示指缓缓将阴道栓剂推入最里面（即阴道穹隆处）避免滑出。

七、漱口水

（1）含漱牙龈时，使用适量（成人约30mL），含漱数分钟后吐出。

（2）含漱口腔时，头向上仰约30°，使用适量（成人约15mL）。含漱数分钟后吐出。

（3）含漱喉咙时，头向上仰约45°，使用适量（成人约15mL）。含漱数分钟后吐出。

八、肛门栓剂

（1）天气较热或存放于较热的地方，造成栓剂变软以致无法塞入时，可将栓剂放置在冰箱或冰水内约30分钟，即可使栓剂变硬。

（2）先将手彻底洗净，然后除去包裹栓剂的铝箔或塑胶外包装后，以温水湿润。

（3）侧躺，小腿伸直，大腿向腹部弯曲。

（4）塞入后，最好维持躺姿15分钟。

肛门软膏

（1）先将手及肛门部位洗净擦干。

（2）再用少量药膏涂于肛门周围。

注意事项：

（1）千万不要使用已变色或过期的药品。如果药品有变色、出现异常沉淀物的现象，或是怀疑变质、过期，就应该丢弃，不要再使用。

（2）使用前要看清楚标签上所列出的注意事项，例如剂量、性质、功效、禁忌和副作用等。

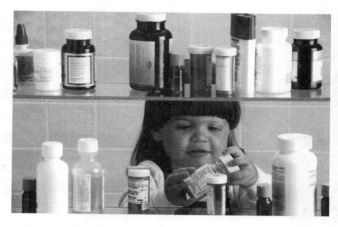

（3）尽量不要冲洗或抹干原本附带在药瓶上的滴管，应立即放回药瓶内并盖好。

（4）若开瓶后1～2个月仍未将药用完，就应该丢弃。

（5）为防止传播病菌及避免耽误病情，切勿将自己的药物给予他人使用。

（6）如果用药后有不良的反应，例如出现红疹，就应该立刻停止用药并再回医院复诊。

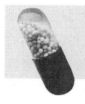

第五节　紧急服药缓解不适

一、应激状态的药物治疗

处于应激状态的人常表现为心率增快，故心率增快是处于应激状态的标志之一。心率增快常与高血压病、胆固醇升高、甘油三酯升高、红细胞压积升高、体重指数升高、胰岛素抵抗、血糖升高、HDL-C降低等密切相关，同时，心率增快也是心血管疾病和死亡率的一个独立危险因素。系列临床研究表明，心率的快慢是重要的寿命预测指征之一。人心率的快慢与寿命的长短呈反比，即心率越快的人，其平均寿命越短，其心脑血管事件的发生率和死亡率越高。目前认为，人的心率在50～60次/分之间最好，也有文献报告在60～70次/分之间最好。

服用β-受体阻断剂和非二氢吡啶类钙拮抗剂维拉帕米等，均可使心率下降。但是，受体阻断剂只能降低心率，而不能降低血浆中去甲肾上腺素和儿茶酚胺水平；而钙拮抗剂中的维拉帕米不仅能降低心率，而且能全面降低血浆中儿茶酚胺水平，故更适合于治疗心率增快的处于应激状态的患者。此外，心率增快也可能是患者心功能不全，心脏的代偿表现之一，这种患者服用β-受体阻断剂控制心室率较服用非二氢吡啶类钙离子拮抗剂维拉帕米或地尔硫卓可能更好。

无论服用β-受体阻断剂还是非二氢吡啶类钙离子拮抗剂控制心率，都要求将心率控制在60～70次/分，要求晨起时测定的心率不要低于50次/分，最好也不要超过70次/分。

二、猝死的药物治疗

猝死是指无法预测的心脏骤停，其病因中冠心病约占80%。心脏骤停可表现为心室纤颤、心脏停跳及电-机械分离，其中心室纤颤约占90%以上。即时正确的心肺复苏可使50%以上的患者恢复心跳。有人做过统计，心脏跳停3分钟之内开始有效心脏按压及复苏者，心跳恢复后多不遗留明显的脑部后遗症状；若心跳停止6分钟之后再开始心脏按压及复苏者，不仅复苏难以成功，即使复苏成功也多留有脑部后遗症状，甚至成为植物人。复苏过程中，有效地心脏按压及人工呼吸是非常重要的，否则起不到心脏泵血及肺部气体交换的作用，切忌只按压心脏而不做人工呼吸，因为这样抢救基本是无效的。心室纤颤的患者首选电复律，无效或不成功者可选用利多卡因（Lidocaine hydrochloride）、溴苄胺（Bretyliumtosylate）、普鲁卡因胺（Procainamide）等；目前主张首选胺碘酮，利多卡因仍可服用，但效果不如胺碘酮确切。ARRST试验结果表明，在采取标准心肺复苏措施的过程中，静脉应用胺碘酮300mg可以提高院外心脏骤停患者的入院成活率。电复律虽然有效，但对屡除屡发者静脉用胺碘酮尤为重要。静脉注射肾上腺素亦很重要，可先给患者静脉注射0.5～1mg，无效者可加量至3～5mg静脉注射，亦有人主张大剂量给药（0.1～0.2mg/kg）。心跳静止者可给予阿托品、654-2、肾上腺素，心跳缓慢者可给予异丙肾上腺素静脉点滴。一般不主张给予钙剂，抢救10分钟以上者，应给予碱性液体（如碳酸氢钠，1mmol/kg）静脉注射，必要时10分钟后重复半量应用。心跳呼吸恢复后要针对患者的心功能、血压、心率等情况进行处理。同时纠正水电平衡和酸碱平衡紊乱，并防治心、脑、肾功能衰竭，防止感染、DIC、褥疮、栓塞等其他并发症的发生。

有些药品是当患者自己感觉到症状有逐渐明显现象，或是患者自己感觉不舒适时就可以服用的。例如大家耳熟能详的气喘吸入剂，或是心脏患者心绞痛发作时，立刻服用的硝酸甘油舌下锭。这些药品在紧急情况下，是可以用来救命，也可以减缓或降低患者不舒适的程度。

三、如何预防心绞痛的发作

预防心绞痛发作的根本措施是控制心血管病的危险因素和治疗已经存在的冠状动脉病变。而其中的关键则是控制心血管病的危险因素，因为只有心血管病的危险因素得到控制，才能防止冠状动脉病变的继续发展、减少心绞痛发作及心肌梗死的发生，减少心律失常、心力衰竭、猝死等其他冠心病的表现。对于冠状动脉病变，一般采用药物、心导管及外科手术等的治疗方法，而患者也可采取以下措施，减少心绞痛的发作：

（1）避免过度的体力活动：如运动量过大、运动速度过快、用力过度等。

（2）避免过度的脑力活动：如用脑过度及兴奋、愤怒、紧张等太过强烈的情绪。

（3）长期药物预防：根据心绞痛类型选用药物，常用的药物有钙拮抗剂（如心痛定）、硝酸酯类（如消心痛）、阿司匹林、β-受体阻滞剂（如氨酰心安）等。一般来说，阿司匹林和消心痛适用于所有类型的心绞痛，而劳力型心绞痛可加氨酰心安，自发型心绞痛可加心痛定。

（4）临时药物预防：如果碰上不可避免的过度体力或脑力活动，可以在活动前用药，以预防心绞痛的发生，此时应根据活动时间，选用有效时间相同的药物。常用药物有舌下含硝酸甘油，1～3分钟起效，持续10～30分钟；舌下含消心痛，5分钟起效，持续10～60分钟；口服消心痛，20分钟起效，持续4小时；硝酸甘油贴片，1小时起效，持续24小时。

四、冠心病

冠心病一般是指冠状动脉粥样硬化，血管壁增厚，管腔变小，或由于冠状动脉痉挛后管腔变小，使血管负责供血的心肌发生缺血或坏死。常出现心绞痛或心肌梗死。

动脉粥样硬化：血管内膜损伤后，可促使脂肪在动脉内堆积并逐渐阻塞血管；当沉积的脂肪阻塞了冠状动脉的50%以上，甚至更严重时，就会发生心绞痛。心肌梗死则是因为，脂肪会持续不断地在病变血管积存下来，形成较硬的斑块，当斑块出现裂痕时，血小板会迅速前来凝聚以封闭这个破口，就形成了血凝块，完全阻断氧分的供应，从而引起心脏永久性损害。

（一）冠心病的危险因素

（1）是否有高胆固醇血症和进食高脂肪饮食；

（2）是否吸烟；

（3）是否患有高血压；

（4）是否患有糖尿病；

（5）是否超重或很少运动；

（6）是否家族有人患有心脏病或年轻时发生心肌梗死。

（二）心绞痛的表现

（1）典型部位：胸骨后，可偏左或偏右，范围有手掌大小，可向左上肢放射；

（2）典型症状：紧缩和压迫样感觉及胸痛，常伴有焦虑或濒死的恐惧感；

（3）发作的持续时间：呈阵发性发作，每次一般3～5分钟，很少超过15分钟。

五、识别心肌梗死

心肌梗死的先兆：突然胸闷、气短、呼吸困难、疼痛伴有恶心、呕吐、大汗、明显心动过缓，血压低，休克。突然发生胸部以上的部位疼痛，如突然咽痛、牙痛、颈部痛、左肩臂痛等。

处理：患者应严格卧床，保持安静，避免精神过度紧张，舌下含服硝酸甘油，立即与附近医院联系，同时家属做好送行医院的准备。

心肌梗死的预防：绝对不能拖抬过重的物品；放松精神，愉快生活，对任何事情要能泰然处之；洗澡要特别注意水温，洗澡时间不宜过长；天气变冷时，注意保暖。

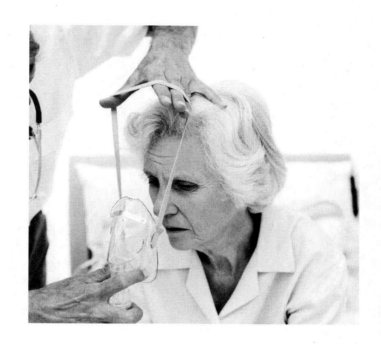

辨别进口药先看中文标识

　　要辨别进口药的真伪，最简单直观的方法是看外包装上是否有中文标识的进口药品注册证号、药品成分、生产日期和有效期等字样，也就是说，进口药包装上必须要有中文字样。当然，外包装很容易以假乱真，并不是有中文字的就一定是真的，所以最可靠的方法还是化学检验。但消费者没有相应的条件，所以消费者要购买进口药物的时候，除了要检查它的中文标识之外，最好是到大型的正规药店购买，便利店、小商店内售卖的药品很难保证品质。

第 **6** 章

五种药物要当心

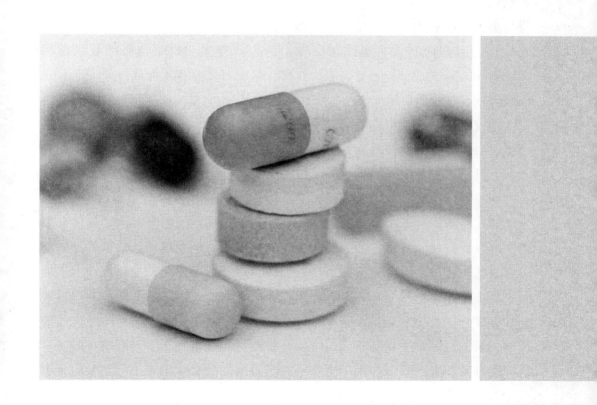

药品是专业性的产品，服用得当与否，对健康的影响巨大。然而不法之徒为了赚取暴利，就不顾消费者健康，使社会上充斥着各种足以危害健康的伪药、劣药、禁药、广告药或"健康食品"，让国民的健康亮起危险的红灯。

现象一：伪药泛滥

不管运动员经常用来治疗退化性关节炎、骨质疏松等病症的维骨力胶囊，或常被用来当作瘦身减肥用药的罗氏鲜（Xenical）及诺美婷（Sibutramine），治疗掉发的柔沛（Propecia），治疗男性勃起功能障碍的威而钢（Viagra）、乐威壮（Levitra）及犀利士（Cialis），以及家喻户晓的止泻胃肠成药正露丸等，都被发现有伪药泛滥市面的情形。

现象二：劣药难以辨认

随着改革开放的深入，国外的药物疯狂地进入中国市场，而且不得不承认，占据的地位也是越来越大。当然，随之而来的便是难以辨认好药与劣药。根据卫生部所做的一项调查，发现有高达21%的中药掺杂西药成分；还有些药品含有威而钢成分；甚至含有属于减肥禁药的芬氟拉明（Fenfluramine）成分；另外，也检查出含量相当高的重金属铅、汞、砷等。

现象三：禁药毒害人心

越夜越美丽的都市夜生活，不仅色情泛滥，大小俱乐部、夜总会都是禁药集散温床，无论是快乐丸、神仙水和大麻等各式残害身心的迷幻禁药，有心人士只要透过非法渠道即可购得。

现象四：不实广告药暗藏玄机

这几年来，许多不合格的药厂打着"健康食品"的名号，透过各种有线电视网大肆宣传，导致虚假的药品广告充斥市场。例如由知名歌星代言的壮阳食品"神奇美国顶峰—Top Up Guarantee"经检验，结果却发现内含卫生部明令禁止的DHEA（Dehydroepiandrosterone，脱氢表雄酮）、咖啡因与甲基睾丸酮等成分。其中，DHEA是一种荷尔蒙的前驱物质，适应证为神经衰弱治疗剂，属于医师处方用药；而咖啡因是中枢神经兴奋剂，不当服用将可能导致神经过敏、失眠等副作用；甲基睾丸酮是雄性激素荷尔蒙，不当服用将引起痤疮、寒颤、白血球减少，口服制剂会引起恶心、呕吐和胃肠溃疡症状。因此，消费者如果不察，听信广告而长期购服，将对身心健康造成极大的危害。

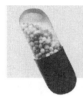

第一节 过 期 药

过期药品堪称毒品，一旦流入不法分子手中，重新包装后再流通将危及他人健康甚至生命。在上海，政府为了在市场减少过期药品的流通，鼓励药店经营者有偿收药，因为如果现在不这么做，就更挡不住肆意卖药的趋势。所以我们呼吁，少数民众应克服贪小利、贪方便的心理，与政府、企业一起构筑起防范伪劣药品的共同责任链。不仅为了他人的健康，也是为了对自己的负责。

（一）如何识别药品的有效期

（1）直接标明有效期为某年某月。国内生产的药品多数为这种方法。

（2）直接标明失效期为某年某月。如批号031109，失效期2005年11月。即表示此产品是2003年11月9日生产，可服用到2005年11月30日，有效期为2年。

（3）只标明有效期是多少年。此种表示须根据批号推算。如批号990714，有效期2年，是指可服用到2001年07月31日。

（4）进口药品失效期标示。欧洲国家按日/月/年顺序排列，如7/9/97；美国是按/月/日/年排列，如Oct.14.01；日本产品按年/月/日排列，如2001.9.28；国外产品在标明失效期的同时，一般还注有制造日期，因此可以按制造日期来推算有效期为多长。如制造日期21/3/01，即表示2001年3月21日生产。有效期Three Years From Dated of Manufacture，即表示由制造日期起3年内服用，亦即表示可用到2004年3月21日。

例：①Expiration Date Jan. l4.1998。表示失效期为1998年1月14日。

②EXP DATE 16 June 2005。表示失效期为2005年6月16日。

③Expiry7／04。表示失效期为2004年7月。

④EXP DATE 27-6-04或27.6.04，表示失效期为2004年6月27日。

⑤Expiration Date Three Years From Date Of Manufacture。表示（即失效期限）从制造日起3年内有效。

⑥USE BEFORE July 2007。表示2007年7月以前服用。

总之，服用药物时，须注意药品的有效期，根据药品管理法，凡过期药品不得服用。

二、如何识别变质药品

目前，大多数家庭都会储存一定的常用药品，以备不时之需。但是药品都是由化学物质构成的，易受时间、温度光线、空气等因素的影响而变质失效，误服后会产生不良反应。因此，学会识别家中储存的药品有无变质、失效，是十分重要的。

最简单直观的方法就是查看药品的有效期。正规的药品都会在外包装及标签上印上生产日期（批号）和有效期。如某药的生产批号为031012，有效期二年，则表明该药品的失效期为2005年10月。如果药品没有标明有效期，那么它的有效期也只有五年，超过五年，最好不要服用。如果是到药局或药店买用纸袋装的零用药品时，最好是让工作人员在包装上写明生产日期和有效期。

如果找不到药品的外包装，无法知道药品的生产日期和有效期的话，可以从外观上观察，从而加以识别。如果有以下变化则应判为变质：

胶囊软化、碎裂，或表面粘连、发霉等；

丸剂变硬、变形、变色，有异样斑点或发霉；

片剂上有花斑、黄片、发霉或表面有结晶；

糖衣片表面褪色露底，呈花斑或黑色，以及崩裂、粘连发霉；

冲剂（颗粒剂）有结块、变粉、潮解者或冲服时有沉淀及絮状物。

口服液无论颜色深浅，一般都应澄清透明，如有较多的沉淀物、絮状物、甚至于发霉，都应按变质药品处理。

眼药水应为澄明液体（混悬液除外），不得混有黑点或纤维，也不得有变色等异常现象。

注射剂如水针应澄明，无颜色变化，特别是静脉或点滴的针剂如发现颜色变深，均说明药品品质有了问题。像黄体酮等一般呈淡黄色，均匀澄清，如浑浊、沉淀、分层或颜色变深均为变质的征兆，不能再用。粉针应为干燥粉末，色泽应均匀一致，摇动时自由翻转，如有黏瓶、结块、变色等，则不能再服用。

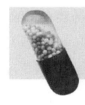

第二节　伪　　药

伪药，是指有下列情形之医疗用原料、制剂及成药：

（1）假药。

（2）掺假或掺杂之药。

（3）与规定成分不符之药。

（4）含量不足之药。

（5）已失效或已变质之药。

（6）假冒牌号之药。

辨别伪药的方法

（1）查三证：即药品经营许可证、药品经营合格证、工商管理营业执照三种证件。一般来说，三证俱全的药店不会售卖假药，而如果没有三证的药店，那消费者就要当心了。

（2）对批号：省级卫生行政部门批准的药品文号统一格式为：省简称+卫药准字+（年号）第xxxx号。而且药品的生产批号一般为六位数字，有的可在六位后再加一位数字如030812-6，前面表示生产的年、月、日，后一位则表示批次小组等，假药一般没有这些。

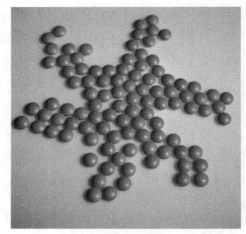

（3）看标签：正品药必须具有注册商标、生产厂家、批准文号、品名、主要成分、适应证、用法用量、禁忌、规格、不良反应和注意事项、有效期限等内容；而伪药很多时候没有这些内容，或者印刷相当的不清晰。

（4）识外观：胶囊要看一看是否有破裂或变软；片剂要看药片有无变色、发霉、破损；散剂则要注意有无板结、发霉；水剂要看有无混浊、沉淀、变色等；粉剂等也要看有无霉变等。

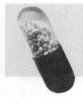

第三节　劣　药

《中华人民共和国药品管理法》规定，有下列情形之一的药品为劣药：

（1）药品成分的含量与国家药品标准或者省、自治区、直辖市药品标准规定不符合的。

（2）超过有效期的。

（3）其他不符合药品标准规定的。

药品必须是正式药厂生产，经卫生行政部门颁发批准文号的正式产品。

注意药品标签和说明书上必须印有厂家、批准文号和批号，否则即为假药。药品批准文号，如为国家卫生部批准的是"卫药准字"，其后是年度和号码；药品标签或说明书上必须注明药品名称、规格、批准文号、产品批号、主要成分、适应证、用法、用量、禁忌证、不良反应和注意事项。医疗单位的自制制剂也有报批文号和注册号，否则就是非法制剂。

　　患者无论到医院开药，还是在药店买药，应注意其是否是正式医疗单位，是否是合法的药品销售单位，对所购药品应按上面所讲进行检查，辨别真假与优劣。千万不要随便服用三无药品，谨防假药，小心上当受骗。

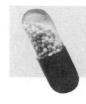

第四节　禁　　药

　　有下列情形之一的药品为禁药：

　　（1）经中央卫生主管机关明令公告禁止制造、调剂、输入、输出、贩卖或陈列之毒害药品。

　　（2）未经核准擅自输入之药品。但旅客或随交通工具服务人员携带自用药品，不在此限。

　　由于假药几乎可以以假乱真，人们如果不认真注意，真的很可能买到伪药，因此，政府有必要提升民众对于伪、禁药品的基本认知，让民众具有辨识伪、禁药品的能力，有不愿意购买来源不明及无中文标示药品的态度，才能确保人们用药安全。

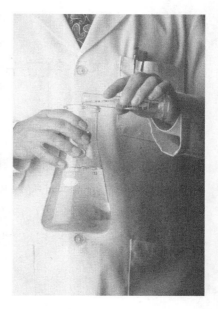

6　五种药物要当心

辨认合法药品的方法

药品只有在经过国家卫生部及相关专家，详尽审查药品的适应证、服用方法及注意事项等资料后，卫生部才会核准颁布药品许可证。也就是说，合法的药物是指经卫生部核准其制造、输入的药物，因此选购药品的第一步骤，就是要检阅药品包装上是否载明药品许可证。

此外，根据国家医药法规的规定，合法药品应在药品外包装、标签、说明书上，分别清楚地记载药品名称、药品许可证、主要成分含量、用量、用法、主治效能、适应证、副作用、服用禁忌及其它注意事项、有效期限、保存期限或制造日期、生产批号、厂商名称及地址等项目。因此，民众在购买或服用药品前，也可从检视药品的标示、内容是否完整，及是否超过有效期限等资讯，做为安全用药的参考依据。

当要购买药品时，假如发现其标示不完全，尤其未标示许可证，即有涉及伪药、劣药或者禁药的可能。此时应该谨慎小心，必要时可先向医师、药师、药剂师或药店咨询，甚至将可疑药物送请卫生单位查明，来确保用药的安全，并揪出不法厂商。

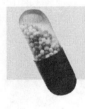

第五节　以毒攻毒类药

有很多人并不清楚药物所具有的毒副作用，有一些人在服用药物时喜欢自行改变药物的剂量。还有一些药物，在单独使用的情况下是安全的，一旦混用，则会产生强烈的不良反应。这种种的错误做法，都会加大产生不良反应的概率，因此，本章特地辟出一节以毒攻毒类药物，教你认清自身的安全用药指数。

你会安全用药吗

俗话说"是药三分毒"，对于必须用药的患者来说，合理的用药无论对病情或者对身体保养都具有相当明显的作用，良好的用药习惯，不仅能保证药物的治疗效果，更能保证患者的身体健康。但是，有相当多的人在服用药物时喜欢自行加大药物的剂量，认为这样病可以好得快。但是要知道，用药剂量过大尤其是长期大剂量用药，会加大毒性反应的概率，对用药者造成危害，主要表现在对中枢神经、消化、血液系统，过量滥用药物的行为，会导致体内药物浓度过高，严重的会在肾脏内发生结晶、免疫复合物沉积等，可见，滥加药物剂量是导致药物性肝肾损害的罪魁祸首。为了你的健康，请立即改掉这个坏毛病。

下面是心理医生对民众的用药情况调查后建立的一套检测的心理测验。透过下面的测试，你可以检查自己用药的安全系数到底有多少。

（1）你清楚自己对哪些药物过敏吗？

A．知道（3分）　　　B．知道一部分（2分）　　　C．不知道（1分）

（2）你是否曾为增强疗效而自行加大服药剂量？

A．经常（1分）　　　B．有时（2分）　　　C．从不（3分）

（3）在用药时，你是否有频繁更换药物的习惯？

A．经常（1分）　　　B．偶尔（2分）　　　C．从不（3分）

（4）你能够准确说出阿司匹林、扑尔敏、六神丸这些常用药品的主要副作用吗？

A．能够（3分）　　　B．可以说出一部分（2分）

C．不能（1分）

（5）你家里的内服和外用药品，是否分开存放？

A．分开（3分）　　　B．有的分开了（2分）　　　C．混放（1分）

（6）对于过期药品，你通常是如何处理的？

A．全部扔掉（3分）　　　B．留下外观完好的（2分）

C．继续服用（1分）

（7）当发现广告中有一种药品能治疗你的疾病，你通常是：

6 五种药物要当心

A．马上买来服用（1分）　　　B．向熟人打听（2分）

C．找医生咨询（3分）

（8）你能够读懂一般常用药品的服用说明书吗？

A．能够（3分）　　　B．能读懂一部分（2分）　　　C．不能（1分）

（9）你是否有干吞药片的习惯，或常用茶水、酒、饮料送服药物？

A．经常这样（1分）　　　B．有时（2分）　　　C．从不（3分）

（10）你经常服用安眠药或止痛片吗？

A．经常（1分）　　　B．有时（2分）　　　C．很少（3分）

最后将各题得分相加，得出总分，得分越高，说明你用药的安全系数也越高。

总分在25分以上者：你具有较好的用药习惯，你的日常用药是安全有效的。

总分在19～24分之间者：你在用药习惯上还存在一些不合理的地方，以后应注意改正它们。

总分在18分以下者：你的用药习惯令人担忧，如不立即改正，会严重损害你的健康。

药物服用的目的是为了诊断、治疗或是预防疾病。我们最容易理解的药物作用包括根除病因、缓解症状、控制或是延缓疾病的进展。因此正确的服用药物一定要包含下列三大要素：首先是确认用药原因，透过患者详细描述病情使医师正确诊断疾病或是帮助医务人员指示或指导用药；第二是选择正确的药品，依照个人不同的情况选择最适合的药物；第三是正确的服用药物，这是发挥药物最好效果的关键要素，也就是必须在适合的时间用正确的方法服用正确且适量的药品。

家庭怎样识别伪、劣药品

（1）看标签：购买整瓶、整盒的药品时，首先要先看标签印刷得是否正规，项目是否齐全。药品的标签必须印有注册商标、批准文号、药品名称、产品批号、生产企业。特别是商标和批准文号，如果没有印刷或印刷得不规范，即可视为假药。

（2）看药品：无论针、片、丸、粉和水、酊剂以及药材，凡见有发霉、潮解、结块或有异臭、异味；片剂色泽不一致者，即可视为劣药。标签上都印有有效期，凡超过有效期的药品，也可视为劣药。

（3）那些游医、地摊药贩售卖的药物，以及在街头张贴广告，吹嘘所谓"祖传秘方"、"包治"的药物，基本上都是假药。

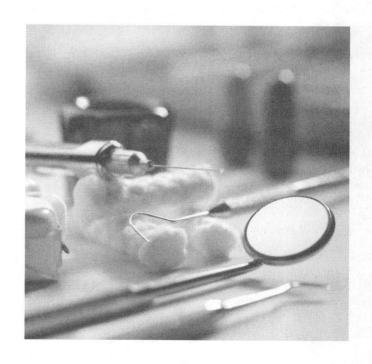

第 **7** 章

西药服用之“亡羊补牢”

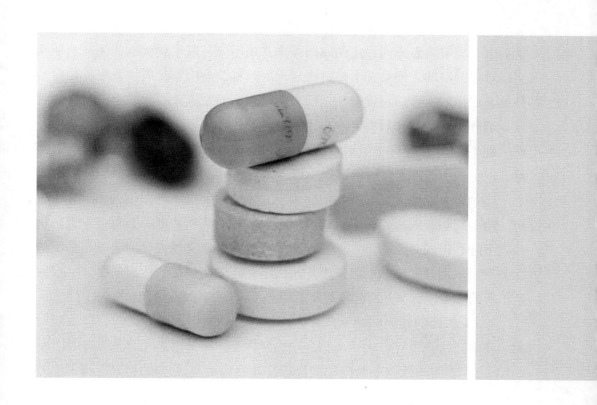

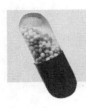

第一节　忘记服药时的补救办法

让我们来看看小张是怎么服药的：晚上下班回家，小张忽然想起今天早上忘了吃药，他赶紧找出药瓶，说明书上写着：每天早晨于空腹时服用。小张看看表，还有十几分钟才到7点吃晚饭时间，于是他赶紧补服药丸，而且为了加速药效，他还特地把药丸磨碎才服用。他想，这样明天8点起床时就可恢复正常服药了。

你知道小张犯了几个错误吗？①他对空腹的定义认知错误。真正的空腹时间应该是进食前至少1小时或进食之后至少2小时，因此他赶在吃饭前十几分钟服药是错误的；②擅自把药丸磨碎服用，以为这样做可以提高药效，其实把药丸磨碎或把胶囊打开，不但可能减低药效，还可能伤害身体；③这是最后也是本节将要专门讲述的问题，小张该不该补服早晨该吃的药呢？他确实是可以补服的，但是并不是每次忘记服药都要补服，这应该取决于药物的种类、服用的次数以及发现忘记服药的时间。通常应该在想起来漏吃药的时候立刻补服，但是如果离下一次服药的时间已颇为接近，那就不需要补服，然后在下一次服药时间照平常的剂量服用即可，切记不可任意服用双倍剂量，以免产生严重副作用。

药物在血液中需要维持一定的浓度，才能达到治病的作用，如果忘了服药，用药间隔时间过长，那么就会降低血液中的药物浓度，会直接导致药物疗效下降，但同时，药物在血液中的浓度也不是越高越好，如果高于药物治疗的有效浓度时，增加的是毒副作用而不是疗效。因此，两次药并为一次服是不对的。所以，服药应注意以下几点：

（1）服药的间隔时间一般为4~6小时，如果错过服药时间，但发现时间如在吃药间隔时间的1/2内（即2~3小时内），那么想起时应立即服用。

（2）若与下次服药时间相当接近，超过服药间隔1/2的时间，则不必补服，只需在下次服药时间服用下次的药量即可。

（3）忘记服药时，绝对不要在下一次的用药时间服用两次的剂量，以免因药物过量引起中毒。

（4）如果是抗生素或抗菌剂，务必按时、按量服用。如果错过服药时间，则原来每天服用2次者，应该与下一次的服药时间相隔5～6小时；而每天服用3次者，则应与下一次的服药时间相隔2～4小时。

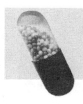

第二节　误服药物时的处理原则

（一）吃错药怎么办

（1）如果错服的是一般药物，如维生素、滋补药、抗生素等，其副作用小，不必做特殊处理（除非大量服用），但应观察病情变化。

（2）误服或多服了巴比妥（Phenobarbital）、氯丙嗪、阿托品、颠茄、东莨菪碱等药物易造成中毒。若是服量在正常用量范围内，则只需多饮开水促进其排泄即可，但必须注意观察病情变化。

（3）如果误服毒药、剧药品，则应采取紧急措施。尽快将胃内毒物吐出是抢救成功与否的关键，可用手指、汤匙柄或筷子刺激咽后壁（舌根）引起呕吐，从而将误服的毒物吐出，接着再让患者喝下500mL凉开水（可加入25g食盐），再用上法催吐，然后速将患者送往医院抢救。还要记住应把剩余的毒、剧药品收集起来，供医生参考。

（4）误服强酸、强碱或腐蚀性药物，如来苏儿（Saponated cresol solution）、石碳酸等，应禁用催吐和洗胃等方法。因为它们对食管、胃黏膜有腐蚀作用，故应让患者喝生鸡蛋清、牛奶、豆浆等，能保护黏膜以及中和毒性，然后迅速将患者送医院抢救。

7

西药服用之"亡羊补牢"

（5）有条件的家庭，可采用不同的解毒药，如用肥皂水、氢氧化铝中和酸性毒物；用高锰酸钾中和氰化毒物；用醋、橘子汁中和碱性毒物；用牛奶、浓茶、蛋清等使生物碱和重金属毒物沉淀。

药物中毒经过上述即时处理后，将会为进一步送往医院救治奠定良好基础。

（二）误服药物时的处理原则

（1）适时予以催吐，再送往医院急救。但误服的药物若是强酸或强碱，不要催吐。

（2）送往医院就诊时，应该将所误服药物的完整包装、药物与外盒，携带前往就诊医院以协助诊断。

（3）应该将误服药物的用量、服用时间及所发生的症状告知医师。

（4）如果是眼部、皮肤直接受到药物刺激时，应该立刻用清水冲洗后再送往医院。

（三）小孩吃错药急救法

小孩吃错药不外乎两种情况：一种是家长粗心大意或忙碌中拿错了药；另一种是孩子自己随便拿药吃所造成的。

某些药品如维生素等，副作用（或毒性）较小，即使是吃错了或多吃了一两片，问题一般也不大。但有的药物则副作用及毒性都较大，而且有一定的极量限制，如安眠药及某些解痉药，像阿托品、颠茄合剂以及退热镇痛药品等，多吃了会使孩子陷入昏睡、昏迷、心跳剧烈加快（或减慢），甚至导致休克，造成危险。还有一些外用药品具有毒性及腐蚀性，如果吃错应赶紧处理。

（四）家庭初步处理方法

可用手指刺激咽部，使药物呕吐出来，然后再抓紧时间送医院进行观察抢救。如小孩误喝了碘酒，应赶紧给孩子喝米汤、面糊等淀粉类流质，以阻止人体对碘的吸收；错喝了癣药水、止痒药水、驱蚊药水，应立即让小孩尽量多喝浓茶水，因茶叶中含有鞣酸，具有沉淀及解毒作用。

如果发现孩子已经吃错了药，千万不要惊慌失措，更不要打骂和恐吓，如果吓着孩子，不仅无法弄清情况，还会拖延时间，使药物更快吸收，增加急救的困难。此时，父母应采取安慰的态度，耐心询问，以便迅速了解情况，有助于医生对症处理。

（五）孕妇吃错药怎么办

在医院，经常会有孕妇来咨询这样的问题：在不知已经怀孕的情况下服用了某某药物，要不要紧？怀孕后服用了有损胎儿的药物，对胎儿有什么样的影响，应该继续妊娠还是终止妊娠？对于最需要细心呵护的胎儿来说，这些问题显然十分重要。

其实即使是一些老药，其对胎儿的影响，迄今也无法完全肯定。而且，由于胎盘屏障可以阻止某些有害的大分子药物进入胎儿血液循环，因此，药物对胎儿的实际致畸作用及潜在影响实在是难以确定的。

唯一可以用来预测孕期服药的影响的方法就是从服药时间和相关症状来加以考虑。一般而言，服药时间发生在怀孕3周（停经3周）以内，称为安全期，因为此时囊胚细胞数量较少，一旦受有害物的影响，细胞损伤难以修复，不可避免地会造成自然流产。此时服药若无任何流产征象，一般表示药物未对胚胎造成影响，不会造成畸形儿的情况，可以继续妊娠。怀孕3周至8周内称高敏期，此时胚胎对于药物的影响最为敏感，致畸药物可产生致畸作用，但不一定引起自然流产，因此此时应根据药物毒副作用的大小及症状加以判断，若出现与此有关的阴道出血，不宜盲目保胎，应考虑终止妊娠。怀孕8周至怀孕4～5个月称为中敏期，此时胎儿各器官进一步发育成熟，对于药物的毒副作用较为敏感，但多数不引起自然流产，致畸程度也难以预测。此时应根据药物的毒副作用大小等因素全面考虑，再决定是否终止妊娠，继续妊娠者应在妊娠中、晚期做羊水、B超等检查，若是发现胎儿异常应予引产；若是染色体异常或先天性代谢异常，应视病情轻重及早终止妊娠，或给予宫内治疗。怀孕5个月以上称低敏期，此时胎儿各脏器基本已经发育，对药物的敏感性较低，用药后一般不出现明显畸形，但可出现程度不一的发育异常或局限性损害，此时服药必须十分谨慎。

吃错药的催吐方法

（1）如吃了大量安眠药或其他毒性大的药物，要在最短的时间内催吐。方法是用筷子或汤匙压患者舌根部引吐，吐后灌一大杯温凉的水再次引吐，直到胃内药物全部吐出。

（2）误服碘酒，应立即灌米汤或蛋清，然后催吐，反复进行，直到呕出物无碘酒色为止。

（3）误服脚气水或皮炎药水，立即用温茶灌服，然后引吐。

（4）误服硫酸等强酸剂，用肥皂水或苏打水灌服，以中和强酸，然后反复引吐。

（5）误服强碱液，可给患者喝食醋，然后以醋兑水洗胃。

（6）误服强酸来苏尔，可用温水或植物油洗胃，并随之灌服蛋清、牛奶或豆浆，延缓吸收后催吐。情况紧急的中毒，应送医院治疗。

第 *8* 章

人群不同　规则不同

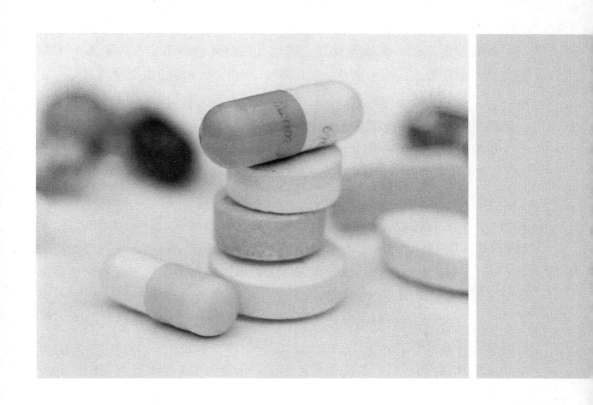

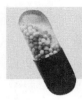

第一节　婴幼儿、少儿用药的注意事项

一、婴幼儿用药有哪些特点

婴幼儿用药由于生理、生化等方面的因素与成人用药有量的差别，还有质的不同，这些特点主要表现在以下几个方面：

药物吸收多——婴幼儿的胃酸偏少，胃酶活性较低，胃排空迟缓，肠蠕动不规则，特殊转运能力弱，因此某些易受胃酸、胃酶和肠道酸碱度影响的口服药物，婴幼儿的吸收量较成人多，如新生儿口服氨苄青霉素可吸收60%以上，而成人仅吸收30%。同时，由于婴幼儿的皮肤娇嫩，血管丰富，所以在皮肤用药时药物容易透皮吸收，皮肤破损时吸收量就更多了。就曾经有过有用硼酸溶液湿敷治疗尿布皮炎，发生病儿中毒死亡的报道。

血药浓度高——婴幼儿尤其是新生儿细胞外液较多，这样就影响了某些药物（如青霉素、头孢菌素、速尿等），导致血中药物浓度增高；另一方面，由于婴幼儿体内血清蛋白量比成人少，而且与药物的结合力也较弱，因而造成血中游离药物浓度增高。易出现多种不良反应。

给他们服药时应注意的事项如下：

（1）孩童的谨慎度较差，有时会将药粒弄掉了，父母要小心。

（2）5岁以下的孩童最好服用药水，因为药丸压碎分解会味苦而难吞服。

（3）孩童服药的顺从度较差，父母应该耐心劝服，而服药之后，可以给孩子吃一些甜味的食物来盖过药的苦味。

（4）有色彩的药粒常被孩童误认是糖果，进而误服后中毒。这些案例经常发生，父母千万要小心注意！

（5）给婴儿喂药时，最好不要将药粉放入牛奶之中，以免适得其反，造成婴儿讨厌喝牛奶。

（6）喂食药水时，若说明书上标示以汤匙为单位或以量杯算时，都应注意以水平视线为准，否则剂量就不准了。

（7）注意药物摆放的位置，勿与食物放在一起，以免小孩误食。选用让小孩不容易打开的容器来装药物。一般的营养补充品，例如钙片、维生素、鱼肝油、健康食品，也请存放于小孩不易拿到的地方，因为就算是所谓营养品，同样可能造成严重的中毒症状。同时也要注意药物的保存期限，及是否需要避光。尤其成人在服药过程中，若有事中途停止服药，要格外注意避免婴幼儿、孩童误认为糖果而误服。

孩童给药不只是科学也是一种心理教育，父母应用尽方法，让婴幼儿或少儿在快乐的心情下服药，使药物充分发挥疗效。

二、婴幼儿用药的做法

幼儿的身体器官尚未发育成熟，医师处方会根据小朋友的体重和年龄来计算他们的用药量，所以千万不可将成人的用药私自减量给小孩服用，因为所给药的演算法不同，可能会造成剂量过高的现象，从而造成更大伤害。

由于幼儿的生理、心智都还在发展阶段，生病服药时常会有抵抗哭泣的事情，为人父母者也容易不耐烦，从而使得小儿科药物治疗变得更为复杂。针对幼儿用药，要注意以下几点：

（1）婴儿用药时，小心将婴儿抱在膝上，支撑他的头部区，使用有刻度的滴管或口服注射器（一般在药店可购买），一次喂食少量的药品，要将药品滴在口腔的后方或舌两侧，以免哽塞。如果吃药之后1小时内吐出，请再补充半量，若在2小时之后才吐，则不必再补充。如果每次吃同一种药都会吐，那幼儿可能对此处方有药物过敏的现象，就要向医师与药师询问是否有其他药可以替代。

（2）5岁以下的孩童适宜服用液剂，比如糖浆、悬浮剂，因为他们吞药片或胶囊的能力还没有发展良好。孩子到6岁以上就可以吞药片，让小孩选择一种舒服的服药姿势，其中也可让小孩选择服药次序。叮嘱孩子将药粒放在舌根处，喝水帮助吞服，并要孩子把水吞下去，并用"宝宝最乖了，妈妈给你喂药！""宝宝听话，妈妈最喜欢疼宝宝了。"之类的话语来鼓励启发他

8 人群不同 规则不同

们，对于孩子听话的行为，家长应该赞赏表扬。

（3）可用少量食物或饮料改善药品的味道，但须确定能全部吃完，以避免剂量服用不完全，而影响治疗效果。给孩子服药最好用白开水送服，建议最好不要将药物放在牛奶中或与牛奶一起喝，服药后再喝些甜的饮品去除药味。也可询问医师，如果没有禁忌或被破坏的可能，那就可以把药品磨碎之后混在可口食物中一起喂服，例如鲜乳酪、果冻或布丁等，对吞服帮助很大。一定要全程亲自监督孩子服药，不能在孩子哭闹嬉戏时喝药。特别强调，千万不能捏着孩子鼻子强行灌药，这样容易将药呛入气管，造成窒息而发生危险。

（4）幼儿若遭细菌感染，医师会加开抗生素治疗。一般抗生素糖浆剂都以粉末状装于有标示刻度的容器，药师会指导家属服用时应先加以炮制。干粉较稳定，加水后须冷藏保存，依规定须在一星期内用完，否则药品效果会减弱。

（5）对于发热的病儿，医师会给退烧药剂，以备其发烧到38.5℃（肛温）时服用。退烧药剂一般于30～40分钟以后开始发挥作用，刚开始会发汗，1小时后可逐渐达到最大药效。做父母不要太心急，若烧一直没退下来，可依医师提示于4小时后再重复给退烧药剂。

三、儿童用药应注意哪些问题

小孩子往往不善于表达自己的病痛，而婴幼儿不会说话，更是无法表达，因此儿童的诊治需要家长和医生耐心的观察和细致的诊断。婴儿从离开母体那一天开始，每时每刻都在生长发育，一方面，他们新陈代谢旺盛，血液循环快，吸收、排泄都比大人快；另一方面，他们的器官发育还未成熟，抵抗力低，容易生病，又对药物反应非常敏感。用药稍有不当就会产生严重不良反应。因此，儿童用药需要特别小心，孩童用药需要注意以下几点：

（1）不能随意用药。退烧药不可过量，用药时间不可过长；3个月以内的婴儿慎用，因为退烧药可以使婴儿出现虚脱；解热镇痛药和抗生素尽量不用，即使服用也必须在医生严格指导下服用；氯霉素可抑制骨髓造血机能，个别的孩子会因应用氯霉素发生再生障碍性贫血，血小板减少，白细胞降低；新霉素、卡那霉素、庆大霉素、链霉素可引起儿童耳聋，或肾脏损害、血尿等。千万不要孩子一发烧就用抗生素，尤其是一些伤风、感冒病，服用一些中药，或是多饮水，好好休息就能痊愈。

（2）药物剂量要准确。儿童用药剂量和成人的不同，许多药如抗生素、退烧药等都是根据儿童体重计算出来的，但有的家长不按医嘱，觉得烧高了就多吃一点退烧药；病没有好，就以为药量不足，随意加大服用剂量；或是自己认为病好了，不经医生检查就随意停药或减少剂量，这都是不对的。

（3）用药时间和方法要听从医生安排。不同的病用药时间的长短也不同。特别是一些慢性病和一些免疫病在治疗期间必须听从医生的指导，不能随意减量、停药和换药，如结核病、肝炎等都需较长时间用药，而且在用药剂量、疗程、方法诸方面都有一定的讲究，在疾病的不同时期药物剂量也有一定的改变，绝不能随意改变。

四、儿童忌用土霉素

土霉素（Terramycin）进入人体后，会与血液中的磷酸钙结合，沉淀于生长中的骨骼和牙齿，使牙齿变黄。

小儿出生后4～6个月出乳牙前，儿童在5～6岁出恒齿前服用土霉素，即使服药时间很短，也会引起乳牙变色、牙釉质发育不全，并会发生龋齿。

不要以为这种黄牙齿只是影响美观，并无大碍，其实身体的发育也会受到影响。土霉素会造成骨骼生长缓慢，婴儿服用会引起哭闹、呕吐、昏睡等不良反应。孕妇服用这些药后还会透过胎盘渗透到胎儿体内，影响胎儿的发育。

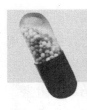

第二节　老年人用药的注意事项

健康是每位老年人所梦寐以求的，但是由于老年人的器官随着年龄的增长而衰退，生理的自我调节能力及免疫系统与年轻时都不可同日而语。约80%以上的老年人或多或少都会有慢性疾病，生病的机会增加，药也愈吃愈多，有时还会同时患有多种疾病，而随着服用药品种类的复杂化，药物的副作用与药物之间交互作用的发生概率也随之增加。对于这个问题，必须靠家人及医疗人员共同努力来解决。

老年人服药有三种常犯的错误：

（1）看错服药指示、错误的服药间隔和忘记服药。

（2）服用错误的剂量，自行额外增减药剂。

（3）将自己的药品推广给亲朋好友。

一、老年人用药的几大原则

人到老年，各组织器官都会发生退行性变化，从而出现明显的衰老现象。这是人生的必然规律。人的衰老现象表现在各个方面，如胃肠道功能减退、蠕动减慢，消化液分泌减少，肝脏的解毒、转化功能减弱，肾脏的排泄功能下降等，这些都直接影响到药物在体内的吸收、分布、转化和排泄。此外，老年人对一些药物的敏感性增加，耐受力降低，使得药物的有效量与中毒量接近，安全范围变小。

所以，老年人用药比年轻人容易发生蓄积中毒及不良反应，故应特别谨慎。在服药时应注意以下几点：

老年人用药剂量比年轻人要适当减少。老年人由于肝脏对药物的转化能力弱、排泄慢、药物在血液中持续时间长，所以用药剂量要适当减少，一般主张只用年轻人的1/2或3/4剂量。也有人主张，从50岁起，每增加1岁就相应地减少药物用量的1%。

减少服药次数，如每日服2次，改为每日服1次。

减少药品种类。有些老年人往往同时患有好几种疾病，为图省事，到医院去几个科看病，开药后带回家里同时服用，不仅药物品种太多，增加心、肝、肾、胃肠的负担，而且药物之间还可能互相发生反应，增加毒性或降低疗效，因此，同时用药的品种不宜过多。在医生指导下合理地联合用药，即将两种治疗作用相同、副作用相反的药物合并服用，这样即可增强疗效，又减少副作用。

随时注意药物的不良反应。在老年人用药过程中要随时注意病情变化，如有新的症状出现，就要考虑是否为药物引起的不良反应，这时应即时请医生诊治，以防出现"不治倒还好，越治越糟糕"的后果。要重视药物的相互影响，如老年人肾功能减退时易引起缺钾，排钾利尿药（噻嗪类等）与其他排钾药物（肾上腺皮质激素）合用时缺钾加重，应尽量避免，非用不可则要注意钾盐的补充。不宜应用大寒、大凉、大热、大温之药。老年疾病有其固有的特点，如情绪改变、食欲减退、失眠、头晕、气喘、心慌、乏力、便秘、尿频症状等，治疗要从精神和药物两个方面同时着手。用药也要因人而异，一般说来，体质单薄、瘦弱、贫血、气虚的老人，切忌大寒、大凉、发散、峻泻之药。体质肥胖、壮实或高血压、高血脂、高胆固醇的老年人，应慎用大温、大热、升提滋补之药。

此外，老年人用药要掌握这样一个原则：即可用可不用就不用，可少用就不多用，可单用就不联用。

二、老年人用药要特别注意及改善的问题

（1）老年人长年多病，对生命的未来充满无力感，除生理方面的痛楚难以承受外，情绪上也难免消极。家庭成员应该多在精神上给予安慰、支持和鼓励，不要让老人家觉得自己是一个药罐子，要知道心理建设是很重要的，快乐的心灵是身体健康必备的条件。

（2）老年人属于高危险用药者，更应小心服用药物。对于不认识字的

8 人群不同　规则不同

老年人，可用简单明了的图画和数字提醒，例如早上画太阳，晚上画月亮等。另外，对于老年痴呆患者，应由照顾者在每次服药前才将药物交给患者，并且亲眼看到患者确实服下药物。独居的、大于80岁、记忆力较差的老年人，常有忘了服药或重复服药的现象出现，因而家人及医疗人员，要特别注意老年人的服药剂量及时间，并定期追踪病情及加强评估药物疗效。

（3）就国外老年人用药情形统计资料来看，美国65岁以上的老年人平均服用4种药物，在欧洲则是7种。有些老年人的知觉有障碍，行动又不方便，光是药的种类和服用的时间间隔，就令他们眼花缭乱。因此，医药界都尽可能简化药种类及给药率，让老年人的用药越简单越好。领取药品时，家人、看护者及医疗人员应尽量向药师询问自己不懂的问题，不但可以减少重复用药的问题，更能避免严重的药物交互作用的发生。并且必须遵从指示剂量，不可自行增减用药品种与用药量。

（4）老年人容易接受一些偏方，常常过度听信或误解报纸、广播、电视的医药新闻或广告，在一知半解的情形下，擅自服用而造成不良影响。因为有些药物是来路不明或未经政府许可的问题药物，所以家人和医疗人员要特别注意。

世界各国的人口都在逐渐的老龄化，慢性病用药已占医疗费用的大部分，研究报告指出，非处方药中最常服用的是镇痛剂、维生素和营养剂，而老年人也成为了药物的主要使用者，因为服用药物种类繁多，我们必须多付出一些耐心与爱心来关爱老年人。

三、为老年人用药把好关

（1）老年人视力及听力都有问题时，家属须格外小心，多帮他记录医师、药师指示的事项及多替他注意药包袋上的标示，以免吃错药品的种类、剂量和次数。

（2）可到药店或商店购买若干个"药盒"，将一天或一周的分量按早、午、晚及睡前一份份的放好，如此一来可提高老年人服药的方便性，相对的也可以降低老年人服药出差错的概率。

（3）老年人随着年龄的增长及生理机能的退化，容易同时患有多种疾病，服用的药物种类及服药次数会较多、较繁杂，至门诊时应告知医师目前服用的药物及其他病症，以降低重复给药的概率和药品的交互作用。

（4）可以多和医师讨论目前的用药，减少或降低不必要的药物，来降低服药的种类及繁杂度，让老年人的用药单纯化。

四、老年人用药八项注意

据有关调查资料表明，人进入老年期，对药物的耐受性已减弱。因此，老年人在用药时一定要慎重。

（1）宜先就医后用药，不宜先服药后就医，以免掩盖病情，延误诊断，影响治疗。

（2）用药方法宜口服不宜立即肌肉注射或静脉滴注，因为服用药比注射用药安全、方便。

（3）用药种类宜少不宜多，药物用得多容易发生药物相互作用，产生毒副作用。

（4）用药的剂量宜小不宜大，老年人肾脏的排泄功能降低，肝脏对药物代谢速度的减慢，容易引起蓄积中毒。

（5）用药的时间宜短不宜长。以免产生对药物依赖性、耐受性及成瘾性。

（6）药性宜温不宜剧。老年人气虚体弱，对于剧烈的药物常因抗不住会发生虚脱、休克等危险。

（7）疗程宜缓不宜急。急则治其表，缓则治其本，要做到固本扶正，标本兼顾。

（8）宜用中药调养，西药急救，尽量做到攻补兼施。

五、老年人用药十二忌

统计表明，老年人平均用药量约是青年人的5倍以上，是用药的"主力军"。但是老年人体内各脏器生理储备能力减弱，对药物的应激反应也变得脆弱，导致了药物的治疗量与中毒量之间的安全范围变小，加上老年人肝肾功能减退，排泄变慢，故容易发生中毒或不良反应，因此老年人用药需要十分注意。一般说来，老年人用药有十二忌：

一忌任意滥用。患慢性病的老年人应尽量少用药物，切忌不明病因时就随意滥用药物，以免发生不良反应或延误治疗。

二忌种类过多。老年患者服用的药物越多，发生药物不良反应的可能也就越大，而且，老年人记忆力减退，药物种类过多易造成多服、误服或乱服，所以一次最好不超过4种。

三忌时间过长。老年人肾功能减退，对药物和代谢产物的滤过减少，如果用药时间过长，会招致不良反应。因此老年人用药时间应根据病情以及医嘱即时停药或减量，尤其是对于毒性大的药物，更应掌握好用药时间。

四忌用药过量。临床用药量并非随着年龄的增加而增加，老年人用药应相对减少，一般用成人剂量的1/2～3/4即可。

五忌生搬硬套。有的老年人看别人用某种药治好了某种病便仿效之，完全忽视了自己的体质及病症差异。

六忌乱用秘方偏方。老年病多为长期、慢性病，导致老年人出现乱投医现象。那些未经验证的秘方偏方，缺乏科学的疗效资料，常会延误病情甚至酿成中毒，产生更大的危害。

七忌滥用补药。体弱老年人可适当地用些补虚益气之品，但若盲目滥用，不利反害。

八忌长期用同种药。一种药物长期应用，不仅容易产生抗药性，使药效降低，而且会产生对药物的依赖性甚至形成药瘾。

九忌朝秦暮楚。有的老年人治病用药毫无耐心，今天见人说这种药好，便用这药，明天广告夸那种药，又改用那种药，这样品种不定，多药杂用，不但治不好病，反而容易引起毒副反应。

十忌滥用三大素。抗生素（Antibiotics）、激素（Hormone）、维生素（Vitamin）是临床常用的有效药物，但切不能当作万能药，滥用也会导致严重不良后果。

十一忌滥用泻药。老年人易患便秘，如为此而常服泻药，可使脂溶性维生素溶于其中而排出，造成脂溶性维生素A、维生素D、维生素E、维生素K的缺乏。老人便秘，最好的治疗方法是调节饮食，养成每天定时排便的习惯，必要时可选用甘油栓或开塞露通便。

十二忌依赖安眠药。长期服用安眠药易导致头昏、头胀、步态不稳和跌跤，还可能成瘾和损害肝肾功能。老年人治疗失眠最好以非药物疗法为主，安眠药为辅。就算使用安眠药，也应该交替轮换使用毒性较低的药物。

六、老病号别给自己开处方

中国人喜欢说"久病成良医"，很多慢性患者在长时间的服药期间确实会了解到很多药物的特点和作用，但是，凭借这种一知半解或者道听途说的粗浅知识就去给自身的疾病下判断、开药方，是一种很危险的行为。没有系统专业的医学知识，是无法凭借些许的经验来进行准确的判断的。所以我们要提醒患者的是，千万别自行其是，自己给自己开处方。

七十多岁的白大爷年纪大了，免不了有些老人病。医生考虑到他的年纪和身体状况，向他推荐了某种副作用小、见效快的进口药，果然几天工夫就药到病除。后来白大爷的病又反复了几次，都是靠这个药，一吃就好。于是，白大爷干脆买了不少的药放在家里，只要老毛病复发，就立刻服用这种药，这样不仅节约，又免于奔波之苦。但到了八十多岁的时候，白大爷发现这种药失灵了，它不仅治不好自己的老毛病，反而给自己带来了腹胀、腹痛等症状，后来在医生的指导下停用了此药，这些症状才消失。特效药为什么会失效呢？原来，人体如果长期服用某种药物，就会产生某种抗药性，降低药效的发挥，同时，白大爷已经八十多岁高龄，身体机能严重退化，完全不同于十年之前的时候了，这时候还继续服用当初的特效药，副作用会全部表现出来，造成伤害。

所以，为了健康和安全，患病后一定要在医生的指导下服用药物，严格遵守医嘱，接受正规治疗，切忌自行其是，以避免因用药不当给健康造成不必要的危害。

七、老年痴呆患者服药注意事项

经医生确诊的老年痴呆患者，常常需要接受药物治疗，而且一般都是以口服给药为主。所以，在家照料老年痴呆患者服药时应注意以下几点：

（1）老年痴呆患者因病常忘记吃药，或忘了已经服过药又重复服用，所以老人服药时必须有人在旁陪伴，保证患者将药全部服下，以免遗忘或错服。

（2）老年痴呆患者常常不承认自己有病，或者常因幻觉、多疑而认为家人给的是毒药，所以他们常常拒绝服药。这就需要家人耐心向患者解释，也可以将药磨碎拌在饭中让患者吃下，对拒绝服药的患者，一定要看着患者把药吃下，还要让患者张开嘴，看看是否咽下，防止患者在无人看管后将药吐掉。

（3）老年痴呆患者无法表达自身的不适，因此家属要细心观察患者有何不良反应，即时调整给药方案。

（4）对伴有抑郁症、幻觉和自杀倾向的老年痴呆患者，家人一定要收藏好药品，放到患者拿不到或找不到的地方。

（5）卧床、吞咽困难的老年痴呆患者不宜吞服药片，最好磨碎后溶于水中服用。老年痴呆患者的要下鼻饲管，应由胃管注入药物。

八、60岁以上老年人不宜服用安眠药

很多60岁以上的老年人患有或轻或重的失眠症，严重影响了他们的身心健康，因此，这些老年人多数选择服用安眠药片来帮助他们获得更好的睡眠。但是，日前发表在《英国医学杂志》上的一篇分析文章却指出，让这些老年人服用安眠药物实际上是弊大于利。

加拿大多伦多毒瘾及精神健康中心的工作人员对1966年至2003年间实施的24项相关研究进行了分析，旨在判断镇静剂及安眠药片的疗效。分析结果显示，老年人服用镇静剂的不良后果包括头昏眼花、身体失去平衡、跌倒及丧失知觉等。研究人员称，他们并不否认人们服用镇静剂会有很多潜在的

好处，如睡眠不易被打扰、容易入睡以及睡眠时间充分等，但同时要指出的是，老年人并不适宜服用此类药物，因为他们更容易受到药物副作用的影响。相比较起来，其他一些不用服药的方法，如认知行为疗法则更适合于老年人用来对抗失眠症。因此我们建议，60岁以上的老年人最好选择一种非药物的方式来治疗失眠。

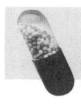

第三节　孕妇用药的注意事项

　　孕妇应该谨慎用药，以免影响胎儿健康，有些药物会有导致畸胎的可能，更不可疏忽。健康正常的孕妇，除了生病治疗外，平时不可随意乱服药物（包括所谓的补品）。有时，万一感冒了，也绝对禁止自行购买药品来服用，以免造成不可弥补的遗憾。

　　一般来说，妊娠时期的用药，以怀孕前3个月服用会对胎儿造成的危险性最大，因为此时正处于胎儿器官分化的阶段，对药物的感受性最强。孕妇服用药物，对母体发生作用后，会透过母体的组织、胎盘、胚胎组织，直接或间接影响到胎儿，而胎儿在各方面的脏器都在刚形成的阶段，如果受到药物的侵害，就容易发育成畸形儿。如果孕妇在怀孕末期服用作用强烈的泻剂或解热剂，其所产生的副作用会使子宫发生收缩，而引起流产或早产。因此，妇女在就医时，应告知医师是否正准备要受孕，或可能已经怀孕，或是已经怀孕。这样医师在开处方时，就会更谨慎选择较安全的药物。

　　至于如何选择安全药物呢？目前针对药物的分级，是根据美国食品药物管理局（FDA）的分级标准，制订出一套药物会导致畸胎作用的系统，而依临床所得的资料，分成A、B、C、D、X五个等级。其区分如下：

等级	对胎儿的安全性
A	目前所有临床研究显示，均证实此药对胎儿没有危险性，并没有导致畸胎的作用
B	根据动物研究显示，没有导致畸胎的作用；但是人类临床实验中，并无法完全确定对胎儿是否没有不良反应及是否会导致畸胎的作用
C	在动物的实验中显示，有出现导致畸胎的作用；但在人类临床实验中，并无法证实或否认，危险性无法被排除
D	在人类临床实验中，证实有导致畸胎的危险，对胎儿的危险性已经有确实证据。但在疾病已危及生命，或疾病无法以其他较安全的药物有效控制严重的病情时，服用该药物的好处仍比坏处多，仍可考虑服用
X	无论在动物或人体研究均证实会造成胎儿的异常，此药对孕妇的作用为禁忌，在任何情况下均不建议服用

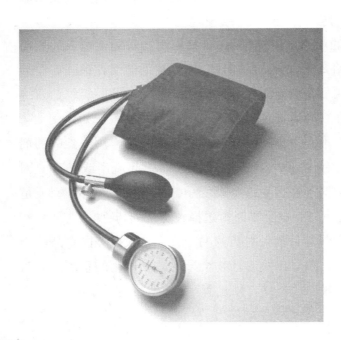

就目前而言，医药界对于孕妇用药的处理原则是，A、B、C级都是可以服用的药物，且大部分的孕妇用药都属于C级；D级药物的服用，则必须视孕妇的个别情况，除非有迫切的救命需求，才有可能服用；至于X级药物，则绝对不可以让孕妇服用。

一、怀孕时饮食及服药的注意事项

胎儿生长发育所需要的养分皆来自于妈妈的供给，所以准妈妈对食物的选择与摄取，甚至生病时所服用的药物，都会直接影响到胎儿的健康与成长。因此，如果想生下健康聪明的宝宝，准妈妈应格外注意饮食营养，勿擅自服用药物。

（一）孕妇饮食注意事项

（1）热量约增加300cal（1cal=4.186J），即1天应摄取2 500cal的热量。

（2）应特别增加之营养成分：

铁剂，可减少孕期贫血的发生。含铁量高的食物包括牛肉、菠菜等，但是日常食物的摄取可能不够，所以应专门补充铁剂。多余的铁剂会经由粪便排出，使大便呈黑色，此为正常现象，毋须担心。

钙质，东方人饮食缺乏乳制品，加上有许多先天乳糖耐受不良的例子，所以钙质常常不足。钙质不够会使胎儿骨质发育不良外，也会使母亲产生骨质疏松、腿部抽筋等现象，所以必须补充钙质。

叶酸，孕前1个月到怀孕3个月期间，每天持续服用叶酸4mg，可预防神经管缺陷与巨球性贫血的产生，所以前胎曾有神经管缺陷的母亲，应特别增加叶酸的摄取量。

（3）饮食禁忌：烟、酒、毒品有可能造成胎儿体重过轻、发育不良，甚至畸形，应尽量避免。辛辣与刺激性的食物会造成胃肠蠕动加速、胀气、痔疮发作等不适，也应避免。要多吃鱼、肉、蛋、奶、蔬果等天然食品，少吃零食或含添加剂的食物。

（二）孕妇服药注意事项

（1）服用任何药物，应经过医师的同意，尤其在怀孕6~16周之间的器官发育期，用药更要特别注意。过了这段时间，胎儿器官发育已大致完备，对药物抵抗性也增加，可用药物的种类与剂量就比较宽松，但服药之前仍应先行咨询医师。

（2）如果有任何其他内科疾病，如甲状腺功能亢进、气喘、癫痫、糖尿病、红斑狼疮等等，应该在疾病稳定的状况下，经医师同意后再计划怀孕。因为这些内科疾病，如果在产前控制得越好，怀孕中就越不容易恶化，也较不会影响胎儿的健康。需要在怀孕期间持续服药控制病情者，也可向医师请教此药物是否会影响胎儿的正常发育，切勿因害怕药物导致畸胎而自行断药，这样不但会使母亲病情加重，更会间接危及胎儿的安全。

二、孕妇不宜服用过量维生素

一项调查发现，大多数复合维生素产品都含有维生素A（Vitamin A，又称视黄醇），如果过量服用这种维生素，可能导致胎儿畸形。但三分之一的产品标签上并没有对这种潜在的危害标注警示说明，而且很多复合维生素的产品标签注明都很简单，所以很多孕妇都不清楚大量服用复合维生素补剂的危害。

妇女在怀孕期间，应尽量避免食用动物肝脏等含有丰富维生素A的食物。维生素A的过量摄入会对发育期胎儿四肢和骨骼的生长造成长期的损害。

三、孕妇慎用皮肤药

妊娠妇女可出现一些妊娠期皮肤病，如妊娠瘙痒症、妊娠疱疹等，也可能出现一些皮肤病，这时候往往需要服用一些外用药物。妊娠第5周开始，胎盘即具有在母体与胎儿间传递物质的功能，因此使用外用药物时一定要注意。

哪些皮肤科常用外用药可能影响胎儿发育呢？一般认为应避免使用外用免疫抑制剂及抗肿瘤药等药物（如羟基脲、氮芥、秋水仙碱、甲氨蝶呤、蒽林软膏等）；避免使用维甲酸类药物外用；外用抗真菌药中应尽量避免外用酮康唑制剂（如霜剂）；有尖锐湿疣时也不宜外用足叶草脂类药物；外用抗生素药物中，尽量避免使用氨霉素软膏；外用抗病毒药中，应尽量避免使用5-氟尿嘧啶、博来霉素等制剂；维生素类（如维生素A、维生素E等霜剂）也不宜过量使用，以免皮肤吸收过量而影响胎儿发育。

此外，某些化学物质吸收后也可能对胎儿造成不利影响，影响胎儿发育；使用外用化妆品时还有可能出现接触性皮炎、光变应性接触皮炎等皮肤病，严重时可出现全身症状而影响胎儿发育。

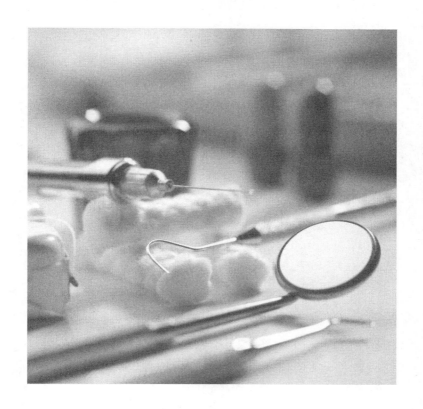

8　人群不同　规则不同

三类药不能用热水送服

助消化类：如多酶片、酵母片等，此类药中的酶是活性蛋白质，遇热后即凝固变性而失去应有的催化剂作用。

维生素C：是水溶性制剂，不稳定，遇热后易还原而失去药效。

止咳糖浆类：止咳药溶解在糖浆里，覆盖在发炎的咽部黏膜表面，形成保护性的薄膜，能减轻黏膜炎症反应，阻断刺激而缓解咳嗽。若用热水冲服会稀释糖浆，降低黏膜稠度，不能生成保护性薄膜。

第 **9** 章

善加利用药物剂型种类

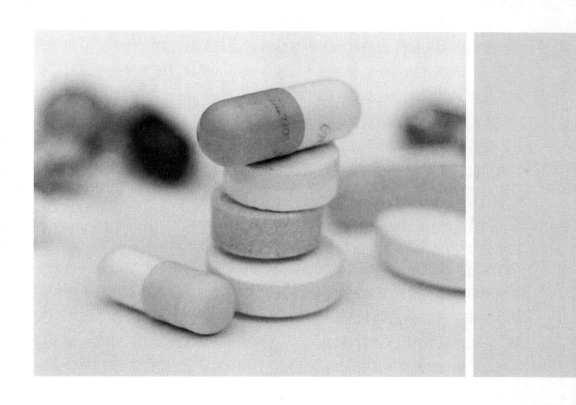

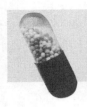

第一节 口 服 用 药

口服是最简单而且较经济方便的给药方法。服药之后，药物大部分都需要先经过崩散再溶解于胃肠液中，才能被吸收。不过，糖衣锭、肠溶衣锭、持续作用锭等，则不可以磨碎或咬碎服用。

一、口服用药剂型种类

（一）锭剂

（1）一般压制剂（裸锭）：若是患者吞不下去的话，可以剥一半或咬碎后再吞下去。

（2）咀嚼锭：药品的性质若较不怕胃酸破坏，是可以做成咀嚼锭的。只要在配方中添加一些甜美的芳香矫味剂或清凉剂等，就会让人容易接受。咀嚼锭应该经口腔充分咀嚼之后才吞服，效果会最好。最常见的产品就是幼儿或儿童专用综合维生素及胃药。

（3）发泡锭：配方中如果含有碳酸钠、酒石酸、柠檬酸等发泡的成分，放置于水中，就会产生化学变化，释放出二氧化碳，产生发泡现象，使锭剂崩散，药品能迅速溶解于水中。市面售的维生素产品很多都属于发泡锭制剂，由于发泡大多含有矫味剂且释出二氧化碳后的口感有如汽水般，因此，小朋友和大众接受度颇高。

（4）舌下锭：这是一种为特殊目的而设计的剂型。放置于舌下部位，可以非常迅速地溶解，释放出有效成分，并直接经由舌下静脉吸收，进入血液循环而发挥药效。例如心绞痛所服用的硝酸甘油及冠达悦都属于舌下锭剂型。由于多在较紧急的状况下使用，所以药袋上一般都标示为"需要时服用"，而不是在固定的时间服药。要注意的是，舌下给药的作用很快，某些体质的人可能会引起头痛或眩晕的不适反应，因此，患者在服药时，应尽量采用坐姿或卧姿才比较安全。

（5）口腔锭：口含锭可以含在颊肉或口腔，药品会直接作用在口腔部位或喉咙处。例如最为大众熟悉的喉片就属于口腔锭。

（6）糖衣锭：如果药品本身具有苦味或气味不佳或是颜色深而容易对口腔、舌头造成染色，则可以利用糖衣包裹的方式来掩盖。

（7）肠溶衣锭：为了达到某种目的，例如让药品成分不被胃酸破坏，或是药品本身对胃会有刺激性，或是作用的位置是在肠道等，药厂就会选用较特殊的材质将药物包起来，以免药物成分提早在胃中释放，而造成对胃的刺激或是被胃酸物质分解而提早在胃中释放。此外，也可利用其化学性质，使其在不同的酸碱度下，才会溶解并释放出药物的主要成分。不过，肠溶衣锭不应与制酸剂或牛奶等会改变胃内酸碱环境的食物或药物并用，以免导致肠衣崩解。

（8）持续作用锭：这一类的药品又可分为药物本身的药效即为长效型，或者本身的药效虽是短效型，但是利用制药技术将其做成持续作用锭。而医药界之所以做成持续作用剂型或长效剂型的目的，是为了让血液中药品的浓度能够维持一段较长的时间，并使药效可以慢慢稳定地释放出来，而让药品作用的时间延长，如此一来，患者1天吃药的次数就可以减少。例如镇痛剂或治疗高血压、糖尿病等慢性病的药品，都已朝这类剂型的产品发展。

（二）胶囊剂

（1）硬胶囊：硬胶囊虽然容易打开，但最好还是不要自行分量服用。

（2）软胶囊：在部分盛装在软胶囊中的都是油溶性药品。例如鱼油（DHA、EPA）、维生素E（Vitamin E）与鱼肝油（Cod Liver Oil）。

（3）持效性释出胶囊：当患者不喜欢1天之内有太多服药次数时，医师或药师有时会给予病患24小时只要服药1次的剂型，医药界称之为持续释放锭或持效释出胶囊。持效性释出胶囊也不可以磨碎或咬碎服用。

（三）溶液剂

大家一定都有到口腔科治疗牙齿疾病的经验吧！口腔科医师通常都会建议患者用漱口水消毒，而漱口水就是一种溶液剂。而一般的溶液剂有以下

9 善加利用药物剂型种类

几类：

（1）酏剂：这种药水是透明的，是一种含有效成分、矫味剂而使药品容易服用的具有甜味的水和酒精的溶液。

（2）醑剂：是一种含有挥发性物质的酒精溶液。

（3）酊剂：生药或化学药品，经浓缩、浸渍、溶解制造出的一种含酒精溶液。

（4）流浸膏剂：是生药用适当溶剂抽提，所制得的一种含酒精制剂。

（5）糖浆剂：药品的有效成分和糖浆及矫味剂混合而成。

（6）洗剂：为专供外用的悬液或乳剂。

（四）散剂

是可以供内服或外用的剂型，例如强胃散。

（五）悬浮剂、乳剂、胶浆剂

（1）是一种混浊的药水，由有效成分和矫味剂混合而成。服用悬浮剂之前一定要先摇匀，因为有效成分可能会沉淀在瓶底，如果未摇匀，每次的用药量就会与医师处方和药师指示的预期标准治疗剂量不同。

（2）胶浆剂一般是应用在治疗胃部不适的产品。

二、正确掌握口服用药时间

口服用药是治疗疾病最常用的方法，也是最安全方便的用药方法。正确地掌握服药时间和次数，对于发挥药物的最佳功效，提高药物的安全稳定性，避免发生不良反应尤为重要。

三、用药时间的确定

药物在人体内经历吸收、分布、代谢、排泄过程发挥治疗效果，药物剂量和效果随着时间的推移发生有规律的变化，表现为药效的显现和消失过程。大多数药物的用法是每天3次，在体内消除速度快的药物用药次数则略有增加。在体内消除慢的药物可每天2次（如增效联磺片）或者每天1次（如吡罗昔康片），甚至也有3～5天服用1次的药物（如磺胺多辛）。

患者应当遵照医嘱或药品说明书上对用药时间的要求正确服用。如果不按时间用药或用药间隔时间长短不一，将使血药浓度忽高忽低，不仅会造成浪费，影响治疗效果，而且容易产生细菌耐药性、机体耐受性、药物依赖性等不良反应，甚至产生蓄积中毒，发生药源性疾病。

四、正确遵守服药时间

患者应当按照要求的时间分次服用药品。有的人以为口服用药每天3次，就是以一日三餐的时间来划分的，即早上8点、中午12点、傍晚6点，其实这种想法是错误的。正确的服药时间应该是，每天3次服用的药物即每次间隔8小时，每天2次即每次间隔12小时。

每天用1次的药物通常分为清晨或晚上睡前服用。例如治疗便秘的酚酞片（果导片）口服后会刺激肠黏膜，促进肠蠕动起缓泻的作用，所以适合晚上睡前口服，次日排便。又比如用皮质激素控制的某些慢性病应隔天早晨8点服用1次，这样方可减轻皮质激素对体内激素调节系统的抑制，减少不良反应的发生。

除了服药时间，还有一点需要注意的是，患者服药后要稍事活动后再卧床休息，服药时宜取站位，应多用水送下，以免引起药物性消化道溃疡。

五、正确处理用药与用餐的关系

因为病情和药物作用的不同，每种药品服用时除遵守时间外，还要注意与用餐的关系，药物的服用时间可分为饭前服用（吃饭前30~60分钟服药），饭中服用（吃饭过程中服药），饭后服用（吃饭后15~30分钟服药）等，因为食物对药物的影响、药物对胃肠功能作用的不同，从而使不同的药物发挥不同的疗效。

1. 饭前服用药物　少数抗生素如罗红霉素和大多数口服营养药适合患者空腹时服用，这样药物到达小肠部位时不受食物影响，吸收快而且完全，疗效显著。而胃动力药多潘立酮（吗丁啉）在饭前服用，是因为进餐时药物在体内血药浓度正好达到高峰，胃肠道在其药理作用下开始正常蠕动，可以

9　善加利用药物剂型种类

治疗恶心呕吐、消化不良等。

2．饭中服用药物　抗真菌药如灰黄霉素在饭中服是因为油类食品有助于患者的吸收，而助消化药胃蛋白酶与食物充分混合，则有助于食物的分解与吸收。

3．饭后服用药物　维生素类药中的维生素B_2必须饭后服用，因为该药只在十二指肠吸收，饭后服用胃排空速度慢，到达十二指肠吸收部位的量少且连续不断，使吸收量增加；大多数抗生素药物如红霉素对患者的胃肠道有刺激性，饭后服用可减少刺激作用；保护胃黏膜药则应在饭后嚼碎吞服，可起中和胃酸和抑菌作用。

六、口服药注意事项

（1）有很多药在服用期间不可饮用酒或含酒精的饮料，如抗组织胺药、单胺氧化酶抑制剂、水合氯醛、冬眠灵、安眠酮、氯苯甲嗪、甲硝唑等。

（2）给药的剂量要准确。需从各方面注意，如量取液体药物时，应将量杯的刻度与自己的眼平行。如服用药片不足1片时，要注意分量准确。例如需服半片时，有半片压痕的可从压痕处分开，无压痕或不足半片者，应将全片压碎为粉末后再按需量均匀分开，绝不可在不等大的颗粒中任意分取或随手掰一块，尤其是小药片更应注意。

（3）有的药极苦，这类药一般均有糖衣，但也有无糖衣的，如黄连素、穿心莲及某些抗生素。给患者服此类药时，应先备一杯糖水，让患者先喝几口糖水滋润黏膜后再服药，最后再服糖水。否则，干燥的黏膜接触药物后将有苦味久久遗留口中，使患者不适，以致不愿再服药。

（4）服用片剂后应多喝水（至少200mL），以保证将药片冲入胃中而不黏附于食管壁上，以免刺激食管，及延迟转入吸收部位而妨碍吸收。尤其在有膈疝、贲门失弛等情况时更需多饮水。

（5）有的患者不善于吞咽片剂或胶囊，可将药片压碎或拆开胶囊，将药溶于水中以利吞咽。昏迷患者及小儿均不可给服固体药物。但应注意，肠溶片及长效片不可压碎服用。

（6）混悬剂及乳剂，服前要摇匀，不可仅服上清液，因药物在沉淀物中。

（7）医护人员在给患者用药之前，应仔细核对药名、剂量、时间以及患者姓名、床号、性别等，以保证无误。取出药物时，应检视其形状、气味是否正常，药物的有效期限是否已过，查看有无变质。当有变色、异常气味，水溶液有沉淀、杂质、絮状物等情况时，不可服用。过期的药物不可用。

（8）有些药物（如铁化合物的液体制剂或酸性液体制剂）可腐蚀牙齿或使之染色。在给药时应让患者用吸管吸入咽下，避免含在口中接触牙齿。必要时，稀释后服用。

（9）如患者服药后吐出，一般应补给1次。如呕吐严重，无法口服时，应考虑改用其他药物或改用注射法给予。

（10）有的药用量小（如浓缩鱼肝油、复方碘溶液），用量多以滴计，可将药滴到饼干或馒头上让患者吃下。但应注意选用标准滴管，否则会因滴大或滴小，而致超量中毒或药量不足，影响疗效。

（11）原则上应看患者服下或协助喂服后才能离开患者。尤其是安眠药之类，应避免患者不服、储存或丢弃。

（12）注意观察患者用药后的反应，即时处理不良反应。

（13）将药物治疗中应注意的事项，详细向患者说明。如有的药用后可有体位性低血压或眩晕反应，需避免意外，尤其是老人。

七、几种口服药的服用时间

（一）消化系统药

（1）抗酸药：如铝碳酸镁、碳酸氢钠片、大黄苏打片等。饭后1小时服，可有效中和饭后分泌的胃酸。

（2）H_2受体阻断剂：如泰胃美、雷尼替丁、法莫替丁等。如一天2次可于早饭后半小时及睡前服用，如一天1次则睡前服用。这样可以有效抑制夜间及餐后的胃酸分泌。

（3）抑制剂：如奥美拉唑。宜早餐前15~30分钟服用，因此时胃酸浓度高，而奥美拉唑为无活性前体，只有在酸性环境才能转化为活性形式。早餐前服用可发挥最大抑制胃酸分泌作用。如一天2次，则睡前加服。

（4）胃黏膜保护药：如硫糖铝、枸橼酸铋钾等。宜饭前半小时至1小时或睡前服用，这样有利于保护胃黏膜。睡前如与抗酸药同服，则最少隔开半小时后服抗酸药。

（5）胃肠推动药：如西沙比利、多潘立酮等宜饭前半小时服用。

（6）助消化药：如多酶片、康彼身等。宜饭时服，因胰酶易被胃酸破坏。

（7）解痉药：如阿托品、颠茄、匹维溴铵等。宜饭前或饭时服。

（8）泻药：盐类泻药（如硫酸镁）、蓖麻油、植物类泻药（如大黄、番泻叶等）和果导片等，常于临睡前服用，约经8~12小时发挥作用，恰好于次日排便。

（9）利胆药：宜饭前服。

（二）口服降糖药

一般降糖药需饭前半小时服用，但双胍类药物（如二甲双胍）由于强烈的胃肠道副作用，宜随餐或饭后服用，而拜唐苹（阿大波糖）和亚莫利（格列美脲）宜在进第一口饭时服用。

（三）解热镇痛药

此类药物对胃肠道都有不同程度的损害，应饭后半小时服用。

（四）抗生素类

除阿莫西林、司帕沙星几乎不受食物影响外，其他药物的吸收均受食物的影响，饭前服用的生物利用度高，但这类药物大多数对胃肠道都有一定的副作用，故可根据情况选择饭前半小时或饭后半小时服用；有些药物如呋喃妥因、甲硝唑、红霉素、乙胺丁醇、利福平等，因胃肠道副作用大，患者不能耐受时，可以饭后即服。

（五）维生素类

维生素A、维生素D、维生素E宜饭后即服，因它们是脂溶性，油类食物有助于吸收。

维生素B$_1$，维生素B$_2$宜饭时或饭后即服，它们虽然是水溶性，但因小肠对其有特殊的吸收功能，饭后服用能提高吸收率，而维生素C虽然也是在小肠吸收，但它会破坏食物中的维生素B$_{12}$，饭后1小时服可有效避免。

（六）抗高血压药

抗高血压药物的吸收一般不受食物影响，可饭后服用。

对于那些半衰期长可每天服用1次的药物如吲哒帕胺、非洛地平缓释片、氨氯地平、贝那普利、雷米普利、氯沙坦、缬沙坦等皆应在早饭后服。因为人体血压有明显的昼夜节律，在凌晨2～3点处于最低谷，以后逐渐上升，至上午8～9点达到高峰，早晨服药既可以使早晨的高血压得到有效控制，又可以避免晚上服用引起夜间低血压的危险。

（七）调血脂药

人体合成胆固醇的酶系统如HMG-CoA还原酶在夜间的活性高于白天，故HMG-CoA还原酶抑制剂如辛伐他丁、普伐他丁等均应在晚上给药，以晚上9点给药为最好。

（八）平喘药

茶碱缓释片、沙丁胺醇缓释片晚上服用。因为哮喘患者晚上和清晨肺功能下降明显，血中肾上腺素水平夜间4点最低，组胺水平夜间最高，故多在清晨发病，晚上服药以便在凌晨取得最佳治疗效果。

（九）肾上腺皮质激素

肾上腺皮质激素类药物在上午8点左右给药比在其他时间给药对肾上腺分泌的抑制作用要小得多。每天早晨给药的方法适用于短时间作用的皮质激素（如可的松、氢化可的松等），隔日早晨给药方法则适用于半衰期较长的皮质激素（如泼尼松、曲安奈德等）。

八、家庭口服药杜绝坏习惯

在家庭用药中，绝大部分是口服用药。为了保证药品发挥药效，在服药过程中有很多问题都是需要注意的。

善加利用药物剂型种类

（1）不要用除白开水以外的其他水送药。口服用药一定要用白开水送药，茶水、果汁等都不适合，因为茶水中含有咖啡因、茶碱等物质，属于偏碱性的水溶液，如果用茶水送药，会使之与某些药物发生化学反应，影响药效的发挥。例如，我们经常服用的止痛药是酸性的，如果用茶水送服，就会使酸碱中和，失去药效；果汁则是酸性的水溶液，它可以使许多药提前溶解，不利于胃肠道的吸收，而且果汁中含有大量的维生素C，它是一种氧化还原剂，会影响到部分药效的发挥。

（2）缓释制剂不要分解药剂后再服用。一些片剂的药或胶囊比如止痛药的茶碱、治疗心脏病的硝苯吡啶都属于缓释药剂，在服用时把胶囊打开或把药片磨碎都是不正确的服药方法，因为这样会破坏药品原有的药效，使服药当时吸收的浓度过高，而且也达不到一天平稳地释放药效的作用。

（3）服中药时不能随意加糖。一般来说，中药，特别是汤药都比较苦，服用时患者往往要加点糖，但有一些中药是不适宜加糖后服用的。我们吃的糖可以分为白糖和红糖，红糖为温性，白糖为凉性，两者完全不同，所以，加糖服药前应首先了解药物的性状，才能知道能不能加糖，加什么糖。中药的成分比较复杂，可能会与红糖中的铁、钙等起作用而影响疗效，所以不能加糖。还有一些中药，正是利用苦味来达到药效的，所以也不能加糖。而能加糖的中药也要分清楚，凉性的药物可适当加一些白糖，热性的药物可加适量的红糖，这样才不会影响药效。所以，服用中药时可否加糖，最好询问医生，不要擅自做主。

（4）不要强行给小孩灌药。小孩子往往都不愿意吃药，于是很多家长为了让孩子吃药，经常都捏着孩子的鼻子，强迫孩子张口灌药，殊不知这样是很危险的。小孩子的鼻子被捏住时只能靠嘴巴呼吸，这样溶液易呛进气管和支气管，轻则引起剧烈咳嗽，重则发生吸入性肺炎，导致药片堵塞呼吸道引起窒息，危及生命。

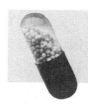

第二节 舌 下 用 药

（一）为什么要舌下用药

人们往往都习惯于口服用药，但是口服药物须经过胃肠吸收，经过肝脏截留，再进入体循环，这样，药物起效时间长，对一些急症却难以立竿见影。注射用药作用快，但需要有专业医护人员操作，普通患者如果遇上急症也无法采用，于是，一种起效快且操作简单的方法——舌下用药，开始逐渐被人采用。

舌下用药就是将药物放在舌下，使之被舌下黏膜吸收，进入颈淋巴管到达心脏，又随血流进入靶器官。这样，一则使药物尽快进入靶器官，起效迅速；二则躲过了肝脏的首关效应，保证了药效。要知道，药物口服后，首先需经胃及肠道中的消化液和酶的作用后被血液吸收，然后随血液流经静脉进入肝脏，在肝药酶的作用下经过转化，最后进入全身血液循环发挥药理作用。但有些药物在进入体循环前，会首先在胃肠道或肝脏被各种酶吞噬，使实际进入体循环的药量减少，医学称之为首关消除。例如硝酸甘油的首关消除高达92%，口服用药生物利用度仅为8%。但如果改为舌下用药，药物经口腔黏膜吸收入血后，直接进入体循环，就可以避免药物的首关消除，从而保证药效。

同时，药物吸收的速度按快慢排序依次为：吸入>舌下>直肠>肌内注射>皮下注射>口服>经皮吸收，口腔黏膜对药物吸收很快，仅慢于气雾剂，但却快于肌内或皮下注射。但舌下用药药效持续期比口服用药短，所以舌下用药方法一般仅用于急救。

需要注意的是硝酸甘油可引起颅内压和眼压升高，因此，颅内高压和青

9

善加利用药物剂型种类

光眼患者不要服用本药。

（二）舌下用药方法

服药时应取坐位或半卧位。因为硝酸甘油、消心痛等在扩张心脏冠状动脉的同时，也会使周围的动脉得到扩张，此时如果站立服药，会因重力因素而使大量血液淤积于下肢，造成相对血容量不足而使血压下降，导致脑供血不足而发生意外。采取平卧位服药则使回心血量增加，心肌耗氧量也随之增多，反而不利于病情的缓解。所以只有采用坐位或半卧位时，才会减轻心脏负担，从而快速缓解心绞痛。

药片应直接置于舌下或嚼碎置于舌下，这样药物可快速崩解或溶解，透过舌下黏膜吸收而发挥速效作用。如果口腔太干燥，可以口含少许水，这样有利于药物溶解吸收。但有一点需要注意的是，不可像吃糖果似的仅把药物含在嘴里，而应置于舌下，因为舌表面的舌苔和角质层很难吸收药物，而舌下黏膜中丰富的静脉丛才利于药物的迅速吸收。

具体的含化步骤是：仰卧头部，下颌抬起，张口用舌尖舔上牙床，将药物掰开，分别放置在舌下的舌系带两侧凹窝内。然后，舌尖放下，舔在下牙尖。为加速唾液吸收，避免吞咽，须张口深呼吸，随着深呼吸，药物自黏膜吸收进入淋巴管，一般经10~50次深呼吸，口中药物被含化完毕。患者用舌下含化法通常会因唾液分泌过多，漫到舌上，从而难以控制吞咽动作，而采取深呼吸的方法就可以解决这个问题的。张嘴深呼吸，使会厌关闭食管，吞咽动作停止；同时细长的深呼吸，加速了淋巴循环，促进药物自舌下黏膜吸收，又能自心脏送达靶器官。

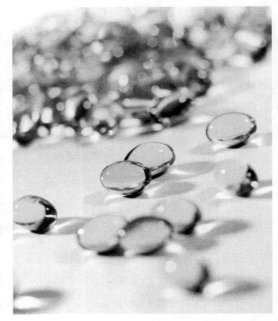

（三）部分心肺急症舌下用药方法

硝酸甘油：用于防治各种类型的心绞痛，口服无效。发作时舌下含服1片，约2~5分钟即发挥作用；初次用药可先含半片，以减轻头胀、心跳加快的副作用；心绞痛发作频繁的患者在大便前含服，可预防发作。

硝酸异山梨酯（消心痛）：作用与硝酸甘油相似，舌下含服后约2~3分钟见效，药效持续2小时；口服30分钟见效，药效持续4小时；患者用于急救时应舌下含服，用于长效时应口服。

硝苯地平（心痛定）：用于高血压和变异型心绞痛，舌下含服降血压效果较口服迅速。

复方丹参滴丸和速效救心丸：用于胸中憋闷、心绞痛，舌下含服。

异丙肾上腺素（喘息定）：用于支气管哮喘，口服无效。舌下含服宜将药片嚼碎含于舌下，否则达不到速效。

克仑特罗：用于哮喘，先舌下含服，待哮喘缓解后，改为口服。

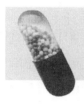

第三节　注射用药

（一）注射剂合理使用的原则

注射剂属处方药。所以患者使用注射剂，必须持有医生处方。

凡是口服有效的就不需注射，能够肌内注射的就不应静脉注射，必须注射的应尽可能减少注射次数。

应严格掌握注射剂量和疗程，如果使用1周无效，应考虑停药或换药。

应尽量减少注射剂联合使用的种类，以避免不良反应和相互作用的出现。

（二）哪些情况必需注射给药

一般有以下情况者需注射给药：如吞咽困难，存在明显的吸收障碍（如呕吐、严重腹泻、胃肠道病变）或潜在的吸收障碍；口服明显降低生物利用度的药物，没有合适的口服剂型；透过口服给药不易达到有效治疗浓度；疾病严重、病情进展迅速、需要紧急处理等情况。

（三）药物注射方式

（1）静脉注射：注射液必须要求澄清透明，而且为水溶液，否则会有刺激性。

（2）皮下注射：水溶液或油溶液药。

（3）肌内注射：水溶液、油溶液或悬浮剂皆可。

（4）其他注射给药：包括动脉注射、腹腔注射、髓鞘注射等。

（四）静脉注射药不宜口服

有些患者不愿意打针，又觉得口服药物没有针剂起效快，所以就将静脉注射药物改为口服服用，他们觉得，既然能输入血液中，那口服肯定也是安全的，而且针剂效果好，完全可以用来口服。其实，这种想法和做法是完全错误的。要知道，静脉用药与口服药是有着相当大的差异的：

（1）静脉用药与口服用药在化学结构、代谢特点及服用剂量上都有所不同，如果将静脉用药直接口服，当药物进入人体消化道后，就可能会被胃酸或消化酶迅速解离、沉淀、变构以致丧失其药效，或者迅速经消化道蠕动排出体外而无法发挥作用，两者根本无法通用。

（2）代谢过程不同。口服药经口腔、食管进入胃肠道后开始分解，其有效成分是透过消化道黏膜吸收进入人体血液循环再进一步分布到各种组织发挥药效。而静脉用药则是直接进入组织或血管，不需经过消化系统和肝脏代谢，因此具有剂量准确、作用迅速、药效可靠等优点，适用于急救和胃肠道功能障碍患者。

（3）制剂不同。一般静脉用药成分单一，不存在较多的添加成分。但口服制剂为了达到改变口味、减缓吸收、减少胃肠刺激等目的，一般需要透过果味药物、缓释剂、控释剂等特殊工艺制造，有较多的添加成分。

（4）剂量设定不同。静脉用药剂量的设定往往高于口服用药，因此不能混用。如临床上常用的抗菌药物头孢呋辛口服常用剂量是0.25g，每天2～3次，而静脉常用剂量则为1.5g，每天2次。

（5）吸收程度不同。部分静脉用药物不能经消化道吸收，只能透过静脉给药，如各种氨基糖苷类抗生素（链霉素、庆大霉素等）。

（6）耐受性不同。口服药需要具有耐胃酸、耐消化酶、不受胃肠蠕动影响的化学特性，所以凡不能耐受胃肠道理化作用的静脉药物均不宜口服，如干扰素、胰岛素等。

（7）还有一些静脉用药可以口服，但其适应证已经发生了改变。如庆大霉素水针剂，口服后在胃肠道并不吸收，因此仅能杀灭胃肠道内致病菌，而对人体其他部位感染无效，所以口服主要用于外科手术前清洁肠道。

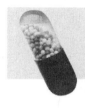

第四节　黏膜用药

黏膜用药的剂型除一般皮肤用药的剂型外，还有栓剂（用于直肠、阴道）、糖锭（用于口腔）、片剂等。由于黏膜因嫩薄及血管丰富而吸收较好。毒性反应也较强，因而比皮肤用药更需谨慎。

（1）黏膜用药主要用于局部效应。如消毒（含锭、喷雾、漱洗）、抗菌（霜、栓剂）、减轻充血（滴鼻或喷吸）、抗痔疮（肛门注入）、治疗（阴道放入）等。

黏膜用药也可取得全身效应，如避孕（阴道用药）、扩张心血管（舌下含化抗心绞痛药）、通便以及直肠用药（如开塞露、红霉素栓、消炎痛栓）等。

（2）用于口腔黏膜或舌下时，应告诉患者将药放在齿颊之间或舌下，

9 善加利用药物剂型种类

不要咽下，不可饮水，任其自然溶解，流入咽内，或自舌下吸收。这类药（如硝酸甘油舌下含片）一般在2～3分钟内即可显效，如不见效，应让患者告诉医师。

（3）用于鼻内时：①让患者取卧位，头向床边下垂，与躯干呈90°角。如为坐位，头需后仰至最大限度，向鼻孔内滴入药液2～3滴（滴前先将鼻孔擦净）；②滴时勿使滴管接触鼻黏膜，避免因刺激而喷嚏。滴药后，将滴管内的余药捏净，空滴管放回瓶中；③不可用油剂滴鼻，因吸入肺中可严重刺激呼吸道或致脂肪性肺炎；④抗充血、使黏膜血管收缩的药（如麻黄素、鼻眼净）不能长期使用，一般不超过3～5天，否则，可出现耐药性使效果不佳，或出现反跳性充血，使黏膜的充血水肿加剧；⑤这类药不可用于高血压或心脏病患者，因此类药经鼻腔吸收后，可使血压增高、心悸不适。

黏膜给药可以达到局部作用或全身作用的用药目的。

1. 口腔黏膜

舌下锭：心绞痛发作时，常服用的硝酸甘油就是制成舌下锭，用来急救或缓解心绞痛所造成的不适感。

2. 直肠黏膜

肛门栓剂（塞剂）：大部分就像子弹圆锥状，可以很方便地塞入肛门。而栓剂只要遇到人体体温，就会被溶解吸收，所以，目前正广泛使用在痔疮、退烧、镇痛、止吐、止咳或便秘等领域。

3. 阴道黏膜

阴道栓剂（塞剂）：形状可分为球形或卵圆形。一般是应用在女性分泌物的感染治疗，例如阴部瘙痒、白带等。方法是直接从阴道给药，而药品会被阴道吸收，然后发挥药效。

4. 眼结膜

点眼液、眼用软膏：以减菌药品在严格无菌过程的操作之下，制造出专供眼睛部位使用的点眼液、眼用药膏。

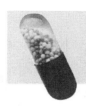

第五节 鼻腔用药

《医学起源》中有嗅药一节，提出了"药气从鼻孔中直达肺，通经贯络，透彻周身，卒病沉痼，从症用之，以助服药所不及"，而《疮疡全书》中也曾经说过："鼻孔为肺之窍，其气上通于脑，下行于肺"，"纳鼻而通六经"，也就是说药物可从鼻而入，上通于脑，下达于肺。现代研究也表明，鼻腔给药，是一种极其有效的给药途径。

鼻腔看似小，但其内衬的黏膜面积可达120cm²以上，而且鼻腔黏膜下血管丰富，小静脉、动脉、毛细血管、淋巴管数量众多、纵横交错，鼻腔黏膜还具有多孔性特征，因此对药物向血液和组织渗透起着良好的作用。当药物黏附于黏膜后，很容易透过黏膜进入血液，并很快透过颅内静脉和颈静脉进入全身血液循环发挥作用，或是透过雾化吸入，直达气道、肺静脉等处吸收。另外，鼻腔呼吸区各细胞上有数不清的绒毛，它与小肠绒毛一样具有很强的吸收功能。这样就使药物吸收的有效面积增加，生物利用度也随之增加。同时，人的嗅觉细胞也相当多，所以当芳香气味分子吸入鼻道时与之发生作用，嗅细胞会将化学信号转化为电信号，而传入大脑的嗅觉系统，去感应呼吸、循环、消化、生殖等神经，从而调整全身各器官系统的功能平衡，产生不同的生理与药理作用。

鼻腔给药不经过胃肠道、肝脏的代谢，所以药物不会遭到胃酸的破坏，从而能够提高药物的治疗效果；另一方面它能够避免药物对胃肠道的刺激，不会出现恶心呕吐、食欲不振等不良反应，因此鼻腔给药的范围已经越来越大了。比如以往治疗糖尿病的胰岛素一般多采用注射法，这种方法极不方便而且吸收较慢，如今美国加利福尼亚一生物制剂公司已研制出胰岛素滴鼻剂，在滴鼻后15分钟内即可见效，比原先肌内注射法见效所需时间明显缩短。

鼻腔给药的基本方法

（1）塞鼻法：将药物制成适宜剂型塞入鼻孔。使用时要掌握塞鼻深度，过深容易引起打喷嚏，影响药效，且容易滑入鼻腔深部而误入气道；同时，若塞鼻药物刺激性较强，需用纱布包裹，以减少刺激。塞鼻法不宜用于儿童，以免引起不测。

（2）吹鼻法：将药物研为极细末，用小竹管或小纸管、喷药器把药粉吹入鼻中。但吹药时需要让患者口含水或暂时屏气，以防药物深入气道，引起呛咳。若吹药后鼻部感到严重不适，应停止使用。

（3）搐鼻法：将药物研成极细末，用时将少量药末放于手指尖，按于鼻孔，将药轻轻吸入鼻内。此法使用时忌用力过大，以免药物吸入咽喉引发呛咳。搐鼻时用药量需适宜，太多易引起打喷嚏，影响疗效。使用前可先口含温水，以防药物误入气道。

（4）滴鼻法：将药物溶液用微滴管或注射器均匀地滴在鼻腔黏膜上。如果药物用量较多，可分次点滴。一般每隔5分钟滴药1次，不宜点滴过多、过急，以免药液来不及吸收，流入呼吸道或消化道而出现不良反应。

（5）嗅闻法：透过鼻孔嗅闻药物气味或吸入气雾剂、烟雾剂。

鼻腔用药在剂型选择上，一般急性病宜用水剂、气雾剂，吸收快，奏效亦快；慢性病宜用粉末及丸剂，因其滞留在鼻腔内的时间长，药效的持续时间较长。在使用方法上，用于头痛、牙痛、眼病等疾患，一般左侧患病采用右侧鼻孔给药，右侧患病采用左侧鼻孔给药，效果较好。

要注意的是，滴鼻液一般要求等渗或略高渗，这样的刺激性最轻；药剂的pH一般要求在6～8之间，过酸、过碱都会引起对鼻黏膜的刺激。

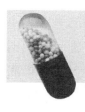

第六节　皮　肤　用　药

皮肤被覆于体表。皮肤除了可以保护机体，抵御外界侵害外，还有感受刺激、吸收、分泌、调节体温、维持水盐代谢、修复及排泄废物等功能。对保障人体的健康起着重要作用。

皮肤用药的主要目的：

（1）消毒、抗感染，如抗生素、抗真菌药、乙醇、六氯酚等。

（2）抗炎，如皮质激素类（肤轻松、肤乐等）。

（3）收敛，如醋酸铅、氧化锌。

（4）止痒，如低浓度苯酚溶液、止痒洗剂。

（5）润滑，如甘油、羊毛脂。

（6）角质软化，如水杨酸、雷琐辛等。

（7）治疗皮肤病，如皮炎平。

（8）保护皮肤，如防晒霜。

此外，皮肤用药还可作为保护剂以避免物质刺激、脱皮、腐蚀，如凡士林，或去除损伤及坏死组织，如过氧化氢。

一、皮肤用药的剂型

有乳霜、油膏、喷剂、液剂、粉剂等，用于各种不同部位及目的。皮肤用药，一般不会全身吸收，仅产生局部作用。但当皮肤损伤、破裂时，则可从损伤处吸收。若用油脂或抗角质物质做为载体的制剂，则此2类物质可溶解皮肤角质或使角质碎裂而增加吸收。

二、皮肤用药前的处理

先将上药处用水和肥皂洗净，去除污垢。上药时只搽薄薄的一层（小量），仅用于病变处。为患者搽药时，用棉棒或棉球之类蘸药，避免用手指接触药物或污染药物。如药物为油膏或能染色，应加以包扎，以免污染衣物。如皮肤有破口或损伤，应避免在该处用一般的外用药，除非有特别医嘱。对破损处用药，应以无菌操作将伤口洗净，敷以无菌药物及敷料包扎。敷药后应注意局部有无过敏反应，如皮疹、荨麻疹或红、肿、痒等表现。如有，应立即将所敷药物除去，并停止用该药。局部应用皮质激素时，如有局部感染，应同时用抗生素，以免炎症扩散。

三、如何使用皮肤病外用药

皮肤病外用药一般是在打针、吃药之外所配的外用药，而这种药的使用往往都是要患者自己进行的，如果不懂得正确使用外用药，疾病不但难以治愈，甚至还容易造成皮肤病恶化，因此，掌握好皮肤外用药的使用方法是相当重要的。常用的皮肤病外用药有以下几种：

1. 溶液　常用的溶液有40%硼酸溶液，1：（5 000～10 000）高锰酸钾溶液，0.1%利凡诺尔溶液等。使用这些溶液的目的，大多是湿敷。皮肤病的湿敷，以冷敷为主，透过纱布的虹吸作用，使创面上的渗液全部被纱布吸收，再加上不断冷敷，使皮下扩张的毛细血管收缩，新的渗液减少，达到创面清洁的目的。这种情况主要适用于急性湿疹、皮炎、二度烫伤后皮肤溃破的渗液面。

湿敷的方法是：使用比创面略大的消毒纱布4～6层（普通消毒口罩也可代用），浸透上述某种湿敷溶液，略拧干，以不滴水为度，放在创面上，根据创面渗液情况，平均每隔15分钟到30分钟更换纱布1次，要保持纱布清洁和潮湿。

要注意的是，大面积湿敷要考虑到药物吸收中毒的可能性，冬天使用则要小心感冒。

2．洗剂　洗剂就是水和粉的混合制剂，平时水在上层，粉剂沉淀在瓶底。皮肤科常用的洗剂是炉甘石洗剂、硫磺洗剂等。它的药理作用除了洗剂中所加的消炎、杀菌、止痒药作用外，主要是透过洗剂外用后，蒸发水分，降低皮肤温度，以达到治疗作用。

使用前必须先摇均匀，后用棉花棒涂用，涂用洗剂的次数每天必须10次以上，这样才能使局部温度不断降低。

需要注意的是，在毛发部位，可能和毛发粘在一起，所以不宜应用。

3．酊剂　是一种将药物溶解于酒精中的制剂，常用的有止痒酊剂、癣药水等。酒精蒸发较快，而酒精制剂中含有止痒、脱皮的药物，便可达到治疗作用。

但是此种药物有一定刺激性，所以面部、黏膜部位及婴幼儿不宜应用，特别是癣药水有强烈的刺激、脱皮作用，所以必须在医生指导下进行。

4．冷霜制剂　冷霜制剂是皮肤科最常用的一种制剂，它外观细腻、洁白，所以很受患者欢迎。常用的冷霜制剂，除了加有止痒药物的止痒霜剂（如必舒膏）、防止皮肤水分蒸发的尿素霜（治裂膏）外，最常见的就是各类皮质类固醇类激素霜剂（如肤轻松、地塞米松、去炎松、肤乐等）。这种药物一般情况下每天使用2次即可。

近年来激素冷霜制剂应用广泛，但也发现了不少不良反应。比如长期、大面积地使用激素外用制剂造成皮质类固醇激素吸收而引起的库欣综合征（如肥胖、满月脸、血压增高、糖尿病等），过度使用激素外用制剂，也会造成局部皮肤萎缩、多毛、毛细血管扩张，以及色素沉着等，所以最好还是在医生的指导下应用。

5．软膏　常用的软膏有复方苯甲酸软膏、硫磺软膏、芥子气软膏等。它的主要成分是羊毛脂、凡士林。由于软膏比较油腻，已逐步为冷霜制剂所取代，但它涂用后，能使皮肤软化，药物易于深入吸收，对某些角化、慢性皮肤病（如斑块型银屑并重度皲裂等）的效果要优于冷霜制剂。

不过必须注意，千万不要把软膏剂拿来内服，或抹在靠近眼睛四周及眼睛内，除非是眼睛专用的眼用药膏。

6．硬膏、涂膜制剂　它是把药物加入胶布或薄膜制剂中，涂用后薄膜与外界空气隔绝，便于药物吸收，同时也可避免因衣服摩擦而使药物损失的弊病，是近年来改良的外用药制剂。常用的制剂如肤疾宁、紫桂治裂膏、氢可涂膜、疗肤膜等。

需要注意的是，部分患者有可能发生胶布过敏，同时，因含有皮质类固醇的制剂比其他制剂更易于吸收，故此要注意因吸收过量而引起的副作用。

四、为何许多皮肤病需要忌口

很多皮肤病患者在就诊后都会被医生告知，治疗期间需要忌口。为什么皮肤病需要忌口呢？其实，像湿疹、荨麻疹、异位性皮炎、神经性皮炎、银屑病、玫瑰糠疹、扁平苔藓、红皮病、脂溢性皮炎等常见病、多发病，其发病原因本身就与饮食有着极其密切的关系，皆可因吃刺激性食物或发物而使病情加重，因此对这些有食物过敏因素的患者，在发病期间或疾病痊愈后，应限制或禁食鱼、虾、蟹、羊等腥发之物，鸡、鸭、鹅等禽类食物以及葱、姜、蒜、辣椒、芫荽、酒类等刺激食物或油炸等难以消化的食物。

五、皮肤用药小常识

治疗皮肤的外用药物很多，从药物作用分类有：角质溶解药、止痒药、清洁药、角质增生药、消毒抗菌药、保护药、收敛药等，从剂型上分类大致有：软膏剂、洗剂、溶液剂、油剂、糊剂、酊剂、霜剂和外用散剂等。

在选用皮肤外用药时，应根据病因和病损的不同阶段和不同情况加以选择。用药适当，能使症状减轻，促其痊愈，反之，如果应用不当，会使病理过程加剧，增加患者的痛苦，因此应用皮肤外用药时，要注意针对不同的情况做出不同的选择。

（一）根据发病的原因及病理改变的程度选择药物及剂型

（1）急性期：炎症表现有红、肿、丘疹、皮疹、水泡而无外溢者，用粉剂或洗剂为宜，因为这类剂型有安抚、冷却、止痒及蒸发作用，可改善皮肤的血液循环，消除患处的肿胀与炎症，使患者感觉较舒适。

急性开放性皮炎则宜用湿敷，如大片糜烂渗液则选用适当的水溶液湿敷，促使其炎症消退，如3％硼酸溶液具有散热、消炎、清洁作用，可用于急性皮炎，但配成软膏只能用于治疗慢性皮炎，否则阻碍局部散热，使渗出液更多，炎症更重。

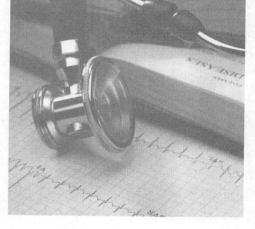

要注意的是，急性时不能用糊剂及软膏剂，因能阻滞水分蒸发，增加局部的温度，可使皮疹加剧。

（2）亚急性期：炎症表现为小片的糜烂，伴有少量渗出，也有为分散的丘疹或出现鳞片和痂皮，一般用糊剂，如无糜烂渗液，可用洗剂、霜剂等，有痂皮时先涂以软膏，软化后拭去，再用外用药物，使药物易吸收。

（3）慢性期：表现为干燥、增厚、粗糙、苔藓样变或角化过度，此期应选用软膏或霜剂、硬膏等。苔藓样变也可用酊剂，以保护滋润皮肤，软化附着物，使其渗透到病损深部而起作用。

感染化脓性皮肤病，应选用适宜的抗感染药物。皮肤瘙痒病由于有瘙痒的症状，应注意选择使用止痒药物。止痒药一般可分为两类：一类为挥发性物质，如樟脑、薄荷脑、冰片等；另一类为有局部麻醉作用的药物，如石碳酸、地卡因、苯佐卡因等。可配成粉、搽、洗、酊、溶液剂等，用于皮肤的瘙痒性治疗。

要注意的是肤氢松软膏千万不可任意使用。

（二）根据皮肤发病的部位选择用药方法

外用药的用法，一般有涂擦和贴敷两种方法，不同的个体和皮肤的部位，对各种外用药的适应性通常会有一定的差异，用药的原则应根据药物的浓度由低到高，面积由小到大，视病情病损程度而定，如无副作用，再逐渐普及全身用药。同时，不同部位的皮肤渗透速度也有一定的差异，而且吸收

善加利用药物剂型种类

药物的量也会随药物在赋形剂中的浓度增加而增加，这些都需要注意。比如小儿、妇女、成人面部、口腔附近及股内侧等部位皮肤都较柔嫩，不宜采用刺激性强的药物，浓度也应降低。

如有过敏或刺激现象，应立即停药或改用药物治疗。一种外用药久用后，作用往往会减弱，应经常轮换性质相似的药物，以提高疗效。

六、治癣哪能"一次净"

癣病，是由真菌感染引起的一类皮肤病，按发生部位不同可分为体癣、股癣、手足癣、甲癣（灰指甲）。而夏季因为气候炎热潮湿，是各种癣病的多发季节。癣病具有传染性，不仅可以自身传染，也可能传染给他人，让患者十分烦恼。其实癣病是可以治愈的，但必须注意以下几点：

（1）使用敏感、高效的抗真菌药。以前，治癣多用外用药，但目前国内外公认的癣病治疗方案则是以口服抗真菌药物和外用药物同时进行；而对于比较浅表轻微的癣病，仍以外用药为主。

（2）应用足够的疗程。癣病治疗疗程是按照真菌的生长繁殖规律和皮肤、指（趾）甲的生长速度决定的，和使用的产品疗效并无关系。无论何种药物治疗癣病，均需一定的疗程，一般来说，体癣、股癣需要2周，头癣、手癣、足癣需要4～6周，而甲癣则需用12周以上。所以，期望癣病"一次净"是不现实的，千万不要相信那些宣称用一次就能除根的药，而应该坚持足够的疗程。

（3）注意局部皮肤清洁卫生，防止再感染。感染过癣病的皮肤在治愈后会变粗糙，颜色加深，局部皮肤抵抗力较低，一旦再有真菌感染，容易使病情反复，因此，应保持局部皮肤干燥卫生，防止再次感染。

七、皮肤要健康　维生素不可少

美白、抗老、防皱是女人对肌肤的最大要求，也因此，市面上充斥着各种各样的化妆品，果酸、水杨酸、鱼蛋白等，都是为了满足女人们的魅力肌肤梦想。不论何时，维生素在现代人的肌肤健康保养上，仍然占有着不可动摇的地位，尤其是维生素A、维生素C及维生素E，最具有美丽肌肤的功效。下面就简单介绍一下这三种维生素。

（一）维生素A（Vitamin A）

维生素A可调节表皮及角质层之新陈代谢、保护表皮、黏膜，使细菌不易侵害，因此，它在抗老化、去皱纹、使皮肤斑点淡化、光滑细嫩及预防皮肤癌等的临床运用上都相当广泛。其在黄绿色蔬菜及水果、内脏、肝脏、蛋黄、人造奶油、牛奶及鱼肝油中的含量皆相当丰富。

但是，维生素A须先在人体内经转化作用后，才可发挥作用。近年来，化妆品、美容业广为采用的维生素A酸（简称维A酸），就是维生素A转换所形成的衍生物，与维生素A有着相似的效果。

要注意的是，维生素A若服用过量，会产生头痛、恶心、呕吐及骨骼病变；尤其是孕妇，需特别注意其安全用量，以免造成胎儿畸形。

（二）维生素C（Vitamin C）

而维生素C的美白作用，主要是基于抗发炎作用，因它可防止晒伤，避免过度日照后所留下的后遗症，同时，由于维生素C涉及胶原蛋白与黏多糖的合成，所以也能促进伤口的愈合。如果缺乏维生素C，则会影响到结缔组织的功能，容易受到自由基的侵袭而造成变性。维生素C正是修补这些伤害的重要抗氧化剂。因此，近来广泛的运用于抗老化、修补日晒伤害的用途上。

（三）维生素E（Vitamin E）

维生素E的作用，可减少维生素A及多元不饱和脂肪酸的氧化、控制细胞氧化、促进伤口的愈合、抑制皮肤晒伤反应及癌症之产生。维生素E在谷类、小麦胚芽油、棉子油、绿叶蔬菜、蛋黄、坚果类、肉及乳制品中含量丰富。

一般来说，维生素E及维生素C若能合并服用，二者可相辅相成，增强其作用。

但需要注意的是，维生素E为脂溶性，若长期服用超过安全用量，则会导致静脉炎、肺栓塞、血脂肪过高等副作用，因此须谨慎服用。

三种维生素皆为良好的抗氧化剂，能清除皮肤不当日晒后所形成的有害自由基，它们功用相似，彼此间可相辅相成，起到更好的呵护肌肤的效果。

八、神经性皮炎能治愈吗

神经性皮炎，又称慢性单纯性苔藓，是一种与精神神经因素有明显关系的慢性皮肤病，与生活压力过大、精神紧张、焦虑、抑郁、过度疲劳、睡眠不足、食用辛辣刺激的食物、粗硬衣物的局部摩擦、长期搔抓等诸多因素有关。

一般来讲，患神经性皮炎，可使用一些含薄荷樟脑或皮质激素类的药物，如皮炎平、去炎松尿素软膏、樟脑醑等。但是，激素类的药物一般都有副作用，无法起到根治性的作用，并且具有依赖性，当病症出现时使用见效，而一旦停止服用，病症又复发，所以关键还是要注意保证生活规律、睡眠充足，不要有太大压力。当患者睡眠有障碍或焦虑情绪较重时，可在皮肤科医生的指导下临时服用一些思诺思、安定等促眠药物，还可以口服一些谷维素、复合维生素 B 等调节神经功能的药物。

九、皮肤异常是患癌先兆

中老年人皮肤异常很可能是机体内部癌变信号，应即时就诊进行防治。

老年蜘蛛疮：数群密集的小水泡呈带状形分布在身体一侧。如果水泡呈全身性分布，剧烈神经痛，持续半年甚至更长时间，应小心内脏器官恶性肿瘤病变的可能。

手掌角化：手掌角化分为两类。一种为弥漫性角化，整个手掌及指腹几乎全部角化变厚，略呈黄色，此时应对食管进行检查；另一种为点状角化，即手掌突然出现较多丘疹样角化小硬节，用手抚摸角化部位较硬。可以根据自身的情况，对乳腺、子宫、膀胱、结肠等部位进行仔细检查。

老年性黄疸：如果老年人出现黄疸，应警惕体内有关脏器有癌变的发生，其常见癌症主要有肝癌、胰腺癌、胆囊癌。

国外还有专家指出，如发现脸上忽然间长出了许多白色柔软的汗毛，必须立刻就医检查身体，因为，在1945年至1989年间，全世界发现了29例汗毛增多症，此后患者都无一例外地患上了癌症。

小常识

用药五步骤

生、老、病、死是人生旅程必经的过程，因此，每个人难免都会生病。生病治疗时，大多都需要吃药，药物可以救人，却也可以害人，所以，应切记用药安全的5个步骤：

（1）看医生时一定要讲清楚。

（2）拿药时一定要听清楚。

（3）药品标示一定要看清楚。

（4）吃药前要再看清楚。

（5）用药疑问一定要问清楚。

如此，有了更多的正确用药资讯，才可以让自己在健康的道路更有保障。

第 *10* 章

五把最危险的"双刃剑"

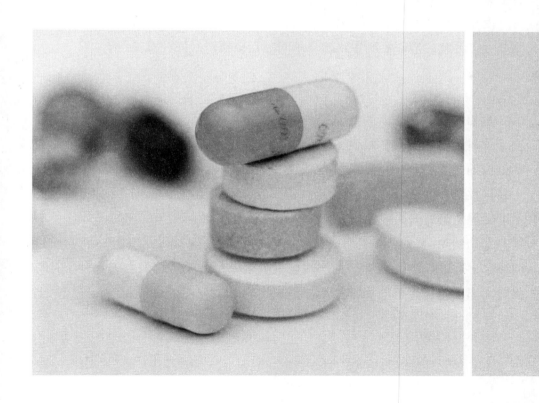

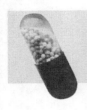

第一节　治疗抑郁症的药物

在讲述治疗抑郁症用药之前，先让我们简明地说一下什么是抑郁症。抑郁症，指一种持久性的心情低落，常伴焦虑、躯体不适和睡眠障碍。抑郁症被认为是21世纪人类的重大病症之一，根据世界卫生组织的研究中发现，平均每100人中就有3～5人患抑郁症，它是继癌症、艾滋病后，世纪三大疾病之一。

虽然抑郁症相当常见，但很可惜，多数患者未被诊治。根据国外统计显示，全球人口中约5%罹患抑郁症，但会主动寻求精神医疗的抑郁症患者，仅占全球人口的3%，抑郁症患者接受精神医疗的比率只有6%。

由于抑郁症患者的自杀率是一般人的8倍，而自杀已成为近年来十大死因之一，因此，抑郁症所导致的自杀问题，更值得我们注意。

一、你有抑郁症的症状吗

要如何判定一个人的抑郁是否足以成为一种疾病呢？现代医学以大量的统计资料及临床观察，提供了一套实用的抑郁症分类及诊断标准。而中国医学界目前对于精神疾病的分类与诊断，主要是根据两大参考系统：DSM-Ⅳ（采自美国精神医学会，《精神疾患诊断统计手册》，第四版）和ICD-10（世界卫生组织的国际疾病分类）。

例如DSM-Ⅵ对于重郁症（Major depressive disorder）的诊断，就要求必须符合下述9项症状的5项，且这些症状中至少有一项是几乎占患者大半天的情绪忧郁，而且几乎每天都有。这9项症状包括：

（1）情绪忧郁。

（2）精力丧失。

（3）明显的体重减少或食欲丧失。

（4）精神运动性的迟滞或过激。

（5）失眠或睡眠过多。

（6）对活动明显降低兴趣或愉悦感。

（7）无价值感或愧疚感。

（8）集中注意的能力下降。

（9）一再出现死亡或自杀念头。

其实，抑郁症并不只是个性抑郁、内向寡欢者的专利，临床经验发现，平日工作狂热、人缘好的人，同样有可能得抑郁症，因为面对真真假假的现实社会，长期送往迎来，过于配合周围的人、事、物，在不知不觉中就逐渐失去了自我。医学界从前对抑郁症的定义较严格，患者多半具有体质特异的内在因素，但现在的抑郁症患者通常都是外在因素所导致。

二、抑郁症有哪些种类

抑郁症又称为"心的感冒"，患者常会感觉悲伤、焦虑冷漠和意志消沉，是一种慢性、常复发的疾病，可以使人功能丧失，甚至危及生命。依据临床表现，在此简要的介绍3种常见的抑郁症类型，但在这些类型中，又有多种不同严重程度且持续变化的特征。

（1）重郁症（Major depressive disorder）：至少持续2周以上，并有深深的沮丧，人生态度消极，对生活提不起劲，及有反复的自杀倾向。若为常态性，就会对一生造成重大的影响。

（2）轻郁症（Dysthymic disorder）：是轻度及慢性的重郁症，较不严重的类型，介于长期不丧失能力的慢性症状以及一个心情很好的状态下。许多人为此类型，但也同时具有重郁症的症状特征。

（3）双极性障碍（Bipolar disorder）：也称为躁郁症（Manic-depressive disorder），它并不同于一般的抑郁症，躁狂症及抑郁症轮流在患者身上出现，一时间情绪低落，一时间又情绪高涨，起落十分大，且有过分活跃的情况。症状有持续性和不正常的情绪高涨，急迫地说话、计划多、好管闲事、爱幻想、拥有超多的能量、精力旺盛。

其他还有产后抑郁、季节性抑郁、酒精或药物滥用引起的抑郁、青春期抑郁症、更年期抑郁症、内因性抑郁症、外因性抑郁症、停经期抑郁症等。精神科或心理科医师都会仔细的予以了解、判断、分类，进而为患者改善治疗。

三、治疗抑郁症有方法

抑郁症因为未被大家全面的了解而被忽略，加上又被冠上"精神"疾病两个字，使得有些人害怕精神病的负面标签，对前往就诊有所疑虑，而宁可求神问卜，寻求民间疗法，这样不仅延误治疗时机，又劳民伤财。而患者面对这一连串的折腾，抑郁症不但没有改善，反而更加没有信心，时间一久反而还有慢性化的趋势。

对于一个只患有轻微抑郁症的患者来说，心理治疗已经足够；而对于一些比较严重的患者，精神科医师通常会建议兼用抗抑郁症药物和心理辅导，或单靠药物加以治疗。

（1）精神疗法：心理治疗的目的，是让患者有机会抒发自己的感受和烦恼，包括心理治疗、认知治疗、行为治疗、放松技巧训练等，可针对病患的个别状况，提供一定程度的帮助。

（2）脑电烫治疗法：就是俗称的电击疗法（即ECT，或休克治疗），能很成功地治疗抑郁症，可以说是最有效的治疗方式。由于要经过麻醉后进行，通常用于严重病情及有强烈自杀倾向的患者，尤其是药物顽抗型抑郁症患者治愈的成功率可达85%。

（3）药物治疗：患者可以在精神专科医生处方下，服用抗抑郁症药物，改善病况。一般而言，抗抑郁症药物需要至少6～8周以上的时间，才能发挥药效。即使病症很快消失了，也要继续服药。因为疗程长些，可减低抑郁症复发的机会。而治疗会导致失败的主因，最常见是因为病患服药不规则，其次则是太早停止服药。通常80%以上患者，经过适当时间的治疗后，情况都能好转。

四、抑郁症治疗药物大揭秘

市面上有很多不同种类的抗抑郁症药物，我们必须知道它们有别于镇静剂或其他精神药物。而抗抑郁症药物与其他药物同样会带有副作用，所幸它们不会令服用者上瘾，反而可以帮助病患者在治疗过程中，重拾对未来生活的信心和希望。

抗抑郁症药物是借由阻断神经元再回收特定的神经传导物来改善抑郁症状。接着这些被阻断的神经传导物能延长后来的神经冲动，如此就可以帮助保持正常神经元间的联系。

五、抗抑郁剂种类介绍

（一）三环、四环抗抑郁药（Tricyclics and tetracyclics antidepressants，TTA）

（1）命名依据：因为以3个或4个苯环为主要结构而得名。

（2）种类：

分类	学名	常见商品名
三环抗抑郁药	盐酸阿米替林（Amitriptyline）	Pinsaun、Saroten、Tryptanop
	氯米帕明（Clomipramine）	Anafranil、Clomine、Pashin
	多塞平（Doxepin）	Quitaxon、Sinequan
	丙米嗪（Imipramine）	Emiranil、Imimine、Tofranil
	普罗替林（Protriptyline）	Vivactil
四环抗抑郁药	马普替林（Maprotiline）	Ludionmil、Retionyl
	米安色林（Mianserin）	脱尔烦（Tolvon）

（3）重要性：此类药物是最早开发出来的抗抑郁药物，所以也是过去服用最久与最广的药物；对于抑郁症治疗的基本理论，也是依照此药物推论出来的。

（4）作用：主要是在抑制如血清素（Serotonin）和去甲肾上腺素（Norepinephrine）这两种单胺，神经传导物质在突触的作用，因此改善抑郁的症状。

（5）副作用：因为三环、四环抗抑郁药物的作用较不专一，同时具有抗组织胺及抗胆碱作用，会出现如头昏、镇静、口干、便秘、排尿困难、心跳过快、视线模糊、姿势性低血压、性功能障碍等副作用，因此，对有心脏传导障碍、前列腺肥大的老人、青光眼或有甲状腺功能亢进患者，服用时要特别小心。

（二）选择性血清素再吸收抑制剂（Selective serotonin reuptake inhibitor，SSRI）

（1）种类：最有名的SSRIs类的抗抑郁剂是氟西门，问世后成为抑郁症者的新救星。

学名	常见商品名
西酞普兰（Citalopram）	Celex a、希普能（Cipram）
氟伏沙明（Fluvoxamine）	无忧宁（Luvox）
氟西汀（Fluoxetine）	百忧解（Prozac）、Sinza c、Zactin
帕罗西汀（Paroxetine）	克忧果（Seroxat）
舍曲林（Sertraline）	乐复得（Zoloft）

（2）重要性：由于选择性高，副作用小，SSRIs可称得上是较好的治疗选择药物。因为每天只要服用1次，有助于服药的方便及患者的配合度。SSRIs在10年前就被引进医疗保健市场时，已被证实比传统三环抗抑剂要来得安全、有效且副作用较少。现在大部分的精神专科医师，都将SSRIs用在第一线重抑症的治疗。

（3）作用：这一类的药物能选择性地抑制神经传导物质血清素的回收，而不影响去甲肾上腺素的再吸收。其中，百忧解可有效治疗抑郁症，对于强迫症与暴食症的疗效也很显著。服用时间以清晨为佳，且药效作用时间较长，通常在服用2～4周后，才能逐渐看到疗效。至于氟伏沙明（Fluvoxamine），目前只适用治疗强迫症，对于抑郁症的治疗则还在研究中。

（4）副作用：包括恶心、腹泻、头痛、颤抖、性功能障碍、影响睡眠，及血糖异常等，亦有些病患会有想睡觉的感觉。但相对于三环或是四环抗抑郁药物的副作用，副作用较少且程度较轻。

（三）血清素-去甲肾上腺素双重再吸收抑制剂（Serotonin-norepinephrine reuptake inhibitor，SNRI）

（1）种类：

学名	常见商品名
文拉法辛(Venlafaxine)	Efexor

（2）重要性：1994年美国食品药物管理局（FDA）批准文拉法辛（Efexor）用于抑郁症治疗。根据研究报告，氟伏沙明对服用其他抗抑郁药物均无效的患者有显著的效果，氟伏沙明在治疗严重抑郁症时，产生疗效的时间比SSRIs类药物更快，7~10天就会发挥作用。

（3）作用：主要是能选择性对血清素及去甲肾上腺素不再吸收，产生双重抑制作用。由于氟伏沙明较不会抑制或诱导肝脏酶增生，因此与其他会经过肝代谢药物并用时，比起百忧解（Fluoxetine）有较低的药物交互作用，所以，老年人服用比较安全。

（4）副作用：临床常见的副作用与SSRIs差不多，而其产生恶心的副作用比SSRIs高，但此副作用可经由慢慢调整剂量的方式来减少发生。不过，根据报告显示，氟伏沙明也会引起抑郁症患者食欲减低及体重下降，因此，对于正在发育的青少年患者，要谨慎服用。

另外，有一种选择性去甲肾上腺素再吸收抑制剂（Selective noradrenaline reuptake inhibitor，SNRI）瑞波西门，虽然机制有些不同，但是疗效很接近文拉法辛，而且患者在服用瑞波西门之后，较没有自杀的念头。

（四）多巴胺–去甲肾上腺再吸收抑制剂（Dopamine–norepinephrine reuptake inhibitor，DNRI）

（1）种类：

学名	常见商品名
安非他酮（Bupropion）	威博隽（Wellbutrin）、耐烟盼（Zyban）

（2）重要性：安非他酮和其他抗抑郁剂比较，安非他酮所产生的性功能障碍副作用最低，但在焦虑症的治疗上却不是那么有效。根据医药界最近的研究显示，安非他酮对于戒烟具有疗效，能有效减轻烟瘾，其效果比目前在市面上广泛服用的尼古丁贴片还好，可为想戒烟的族群提供新的方法。所以耐烟盼已经是一个被美国食品药物管理局批准用来戒烟的药品了。

（3）副作用：安非他酮会引起癫痫，通常与服用剂量成正比，所以，每天剂量尽可能不超过450mg。尤其用于有癫痫病史者，更必须格外小心。安非他酮由于较不会引起血压变化、心脏传导障碍及性功能障碍等，但会引起中枢神经系统副作用，例如激动、焦虑、睡眠障碍、手抖等，孕妇及哺乳都不建议服用。

（五）单胺氧化酶抑制剂

（1）种类：例如对单胺氧化酶A及B都会产生不可逆性抑制作用的Phenelzine、Tranylcypromine、Lsocarboxzid等，而Moclobemide（常见商品名Aurorix欧蕾思）、Manerix及Toloxatone为可逆选择性A类单胺氧化酶抑制剂。

（2）作用：抑制单胺类神经传输物质的代谢，提升这些单胺类的浓度。因为去甲肾上腺素及血清素的代谢受到抑制，血中浓度提高以达到治疗抑郁症的效果。

（3）副作用：常会有晕眩、神经过敏、胃肠障碍、心跳速率和节律障碍的副作用。正在服用单胺氧化酶剂时，就必须主动告知医师，因为身体可能要2～3周才能造出新的胺氧化酶。尤其近来发现，不可逆性单胺氧化酶抑制剂与某些和含酪胺的食物（例如乳酪、发酵及腌制制品、腊肠、啤酒等）

或药物（例如气喘吸入剂、减肥药、解鼻充血剂等）并用时，会产生一些僵硬、心悸、恶心、呕吐、收缩压及吸舒张压增加等药物中毒情形，甚至导致死亡。因此，现今临床上已不用传统非选择性的不可逆性单胺氧化酶抑制剂来治疗抑郁症，医师使用时应十分谨慎。

（六）血清素调节抗抑郁剂

（1）种类：主要有曲唑酮及奈法唑酮。

学名	常见商品名
曲唑酮（Trazodone）	美舒郁（Mrsyrel）
奈法唑酮（Nefazodone）	Serzone

（2）作用：具有阻断神经细胞血清素的再吸收作用，也就是能使神经传导物质恢复到正常的含量，使患者的心情渐渐恢复到开朗与自信。再者，由于二者的抗胆碱作用较小，所以适合老年人及前列腺肥大或有青光眼的抑郁症患者服用。

（3）副作用：常见的副作用为口干、肌肉酸痛或疼痛、嗜睡、便秘或拉肚子、排气增多、恶心、视线模糊、头晕目眩等。这些副作用，通常在停用药物一阵子后，应该会渐渐地消失。而较严重的副作用为手指及脚趾发麻或颤抖，小便困难或疼痛，心跳不正常或突然加快，幻觉，皮肤有不正常的淤伤或块状的青紫色，皮肤起红疹或发痒，耳鸣，呼吸困难等，通常这些副作用发生的概率较低。基于曲唑酮（美舒郁）同时具有辅助勃起的副作用，泌尿科医师常运用这点，将其当作治疗阳痿或早泄等男人性功能障碍的药物。

（七）情绪稳定剂

（1）种类：如卡马西平（Carbamazepine）、碳酸锂（Lithium carbonate）等。

（2）作用：

药名	功效
卡马西平（Carbamazepine）	常服用的抗癫痫药物，也可以服用于治疗三叉神经痛的疾病。在精神科的服用，主要用于治疗躁郁症的患者
碳酸锂（Lithium Carbonate）	目前是在治疗及预防躁郁症发作药物中，最常被服用的药物
唑吡坦、阿普唑仑	主要治疗抑郁症常合并出现的焦虑、失眠等症状

（3）副作用：常见的副作用有嗜睡、明显的手抖、走路不稳、协调性变差、口干、轻微多尿、恶心、肠胃不适等，长期服用有可能对肾脏有影响。因为它的治疗范围较小，如果患有先天性甲状腺、肾脏、心脏失调或癫痫者，就不建议服用碳酸锂。本类药剂在白天服用时，可能会有嗜睡的情况，若出现此现象，则应该避免开车及操作机械。

（八）其他抗抑郁剂

（1）种类：美国食品药物管理局2001年批准上市的抗抑郁药Mirtazapine（Remeron）的口含溶解片剂。此药剂是第一种可在30秒钟内于舌面上溶解的抗抑郁药物，也可以咀嚼、吞咽，不必和水服用。

（2）作用：具多重作用机制，包括有很强的中枢神经α_2-肾上腺受体阻断作用，间接增加去甲肾上腺系统功能；另外会增强血清素释放。此药也具有阻断5-HT2及5-HT3受体的作用，造成5-HT1传导系统效果增强。Mirtazapine只需一天服用1次，也较不会引起性功能的失调，具有镇静作用，可用在有失眠现象的抑郁症患者身上。

六、服用抗抑郁药的注意事项

国家食品药品监督管理局每年公布的上百余种消耗量最大的处方药，精神科用药常名列第二或第三，占据了1/5的领先排行榜，让医药界人士对整个社会的"精神病化"感到忧心忡忡。

已经被卫生单位列为疾病重点防治工作的抑郁症，其最有效的治疗就是抗抑郁药物；另外，也有不少人服用抗抑郁药物来减肥，例如百忧解近年来被瘦身减肥人士奉为"圣品"，所以，抗抑郁药物可说是现在医药界的当红炸子鸡。

一般抑郁症患者服药几个月后可望复原，但有些抑郁症患者其用药反应比较差，也许治疗时间会更长，而这类患者已愈来愈多，这正是治疗抑郁症的医药人员要正视的课题。

不过，病患在准备接受抗抑郁症药物治疗前，有几点事项必须提前了解与注意。

（1）如果是预备怀孕、怀孕的孕妇及哺乳者，请告知您的医师。

（2）抑郁症患者在开始接受治疗时，应该详细地说明自己的病情，医师才能开立适当的处方药物来治疗。有部分的抑郁症患者，则宜采用认知、人际或较深度心理疗法，以免影响作用。

（3）避免喝浓茶、咖啡、酒精性饮料，以免影响作用。

（4）抗抑郁症药物不会成瘾，服用时应该要有持续性，而不是需要时才服用，也绝不可随意停用，以避免影响病情及治疗效果。导致抗抑郁药物无效的常见原因，就是剂量不足或用药时间不够长。

（5）根据美国食品药物管理局（FDA）统计，50%～75%的抑郁症患者，对抗抑郁剂都有良好的反应，通常最先改善的是睡眠习惯和活力，经过一段服药期间之后，将可以感觉到心情开朗。

（6）精神科医师通常会给予抑郁症患者两种或两种以上的药物，因为病患常会伴随有焦虑症。

（7）大部分的抗抑郁症药物对肝脏、肾脏都不会有太大的影响，在医师的指导下服药也相当安全。一般抗抑郁症药物治疗效果，大抵要在服药的数天甚至数周后才会呈现出来，但副作用却是很快就会出现。所以，接受治疗的患者应该要保持耐心且持续性按时服药。

（8）抗抑郁药物的副作用随着不同的药物、患者对同一药物的不同反应以及患者对副作用的忍受程度不同，而有相当大的差异。

（9）在开始治疗时，也应告知医师服用过哪些药物，包括处方药及成药。当抑郁症患者合并有其他疾病或并服多种药物时，应主动告知医师或药师，以便调整抗抑郁药物的剂量或种类。例如百忧解一类的抗抑郁剂，若和麻醉剂、止咳感冒剂及止痛药并用，可能会发生严重的药物交互作用，其症状包括不明原因的高烧不退、头痛、躁动、肌肉跳动、抽筋等。

（10）停药或换药，皆应请教医师和药师。例如抗抑郁药物一旦服用习惯，使脑及神经的调节机构发生作用，会变得不可无它，这时突然停药当然会造成一连串的戒断症状，包括呕吐、失眠、焦虑、流汗、颤抖，以及类似感冒症状等。

（11）抑郁情况如果未见好转，或每况愈下，且副作用非常严重并难以忍受，甚至站立时会感到头晕眼花，此时，无论是吃哪一种抗抑郁药物，都应立即回诊告知医师。

（12）除了与医师、药师合作，并以药物支持外，日常生活中也应尽量保持身心愉快，并做适度的运动，这对抑郁症的治疗亦有助益。

（13）当有了想杀害自己的念头时，应寻求帮助，可打电话给自己的精神科医师或药师寻求帮忙，或者打电话给自杀防治中心、生命线、亲朋好友。当然，如果上述情况都不可得，最好打电话给警察局。

七、滥用抗抑郁药物可能会导致性功能障碍

百忧解近年来被瘦身减肥人士奉为"圣品"，但是研究发现，用药者除了恶心、呕吐等肠胃不适及失眠等副作用外，由于血清素上升可能使得一氧化氮（NO）无法释出，进而产生肌肉收缩，就会造成无法正常勃起、达到性高潮的问题。所以，这项副作用俨然成为抑郁症患者的另外一种负担。专业医师及药师应该提醒患者，切勿滥用。

其实，只要停药即可改善此症状，

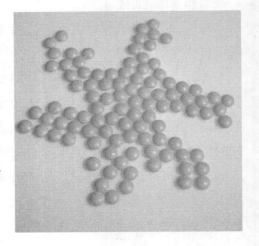

但是，部分精神病患是无法停药的，就算要换药、改变剂量，仍有3～4成的患者有性功能障碍，严重影响患者的生活品质。

国内医药界多选用的抗抑郁症药物是安非他酮，此药是借由加强肾上腺素神经系统的活性及有选择的抑制血清素回收，来达到治疗抑郁症的功效，而其最大特点就是可避免性功能障碍，是所有抗抑郁剂中引起性功能方面副作用最少的药物。此外，目前的泌尿科医师有些是给予万艾可或犀利士来辅助，使性功能恢复正常。

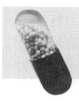

第二节　性病及治疗性病的药物

性爱的和谐与否可以说是人生的一件大事，尤其当人们的口腹之欲饱足后，性爱大事便逐渐被重视。

一、人类基本的性需求

著名心理学家马斯洛（Maslow）大师提出的需求层次理论，认为人类有五大需求，分别为生理的需求、安全的需求、爱与归属的需求、自尊的需求以及自我实现的需求。其中最基本的，就是生理的需求，包括饮食、睡眠、性爱欲望等。只有在生理需求满足之后，高一层的需求才能相继产生。所以，性爱欲望本来就是最基本的渴望。

国内不少婚姻问题咨询单位及心理医师也表示，许多在经济收入、婆媳相处、小孩教育等方面完全没问题的家庭，依然会出现不和。追根究底，发现问题应是出现在性生活的不协调上。许多家庭失和或婚姻咨询个案里，夫妻因性生活失调而前往救助者占1/3以上，因此，性生活在夫妻相处上绝对是扮演着极重要角色的。而找出性生活不协调的问题，彻底解决性生活障碍，才是维护夫妻正常婚姻的基石。

二、为什么会丧失男性雄风

性命是珍贵的，自古以来性就被放在命之上，可见阴茎无法勃起或是垂头丧气的性功能障碍，都是男人最深的痛楚及烦忧。美国杜兰大学性学教授Wyane Hellstrom医师曾提到，现今在美国，因勃起功能障碍而困扰的男士，粗估约有3 000万人，但求助于医师者竟然只有10%。其实国内的就医率也相差无几。医学会的统计资料也指出，全球约有1亿5 200万名男性有勃起功能障碍，无法完成正常的性交，但愿意接受治疗的却不到2成。

勃起功能障碍（Erectile disfunction，ED）一般称阳痿，是指男性在勃起时，因为阴茎硬度或勃起时间不足，以致不能达到圆满的性交，之前称为性无能，现在医学界以较适当的"ED"称之。会有下列的状况：

（1）阴茎完全无法勃起。

（2）阴茎勃起时硬度不够。

（3）阴茎勃起时间太短。

（4）阴茎未射精就疲软。

虽然勃起功能障碍的比例会随着年龄上升而增加，但不是必然的现象。除了年龄因素以外，根据临床统计发现，国人发生性功能障碍，有40%~50%是因为自然因素，也就是生理机能老化，其余50%左右则与疾病有关。

另外，有许多药品也都已经被证实会引起勃起功能障碍，例如治疗高血压、心绞痛的药物、降胆固醇药品的药物等，而长期服用镇静剂、安眠药等，也都会影响勃起功能。特别要提醒的就是成瘾性药物例如吗啡（Morphine）、大麻（Cannabis）、古柯碱（Bump, Coke, Flake, Snow, Candy）、海洛因（Heroin）等毒品，也都会导致阳痿。

三、重振男性雄风

其实治疗勃起功能障碍的方法已经不断改良，有多种或供患者服用，包括：

（1）药物治疗：利用口服药物疗法、阴茎涂抹药物治疗及阴茎海绵体自我注射疗法。

（2）物理疗法：利用真空吸引器辅助阴茎勃起。

（3）手术疗法：血管手术及阴茎海绵体支撑器植入法。

（4）婚姻咨询、家庭协助及个人心理重建。

四、理想治疗的第一步：药物治疗

（一）口服药物治疗

以前医界主要采取注射、手术及其他方法来进行治疗勃起功能障碍，虽有一定的效果，但这些方法令患者既感到疼痛又让患者非常尴尬。而万艾可的诞生，堪称是男性性医学发展史上的重要里程碑。

1. 万艾可

万艾可（Viagra，也称伟哥），化学名为Sildenafil，俗称蓝色小精灵，由辉瑞公司研发制造。1998年美国药品食物管理局（FDA）核准该药物成为第一个治疗阳痿的口服药。同年，中国大陆也核准上市贩卖。

（1）作用机制：万艾可是作用于海绵体内，间接促使平滑肌松弛及让血液注入，造成压力上升而增加阴茎的血流量，以恢复患者的自然勃起反应。万艾可因为可抑制第五型磷酸二指酶（PDE-5）的作用，达到让阴茎可以持续勃起的效果。换言之，万艾可发挥作用不是在发生勃起，而是在于持续勃起。因此，万艾可既不是"春药"，也不是壮阳药，也无法提高性能力，正常男性吃了一点用处也没有。再者，万艾可不能使阴茎挺立，必须是服用者在性刺激下或有性欲时，药效才会发挥。

（2）用法：万艾可的吸收迅速，空腹状态下口服本药可以在30～40分钟开始勃起，效果最好是在120分钟之内，不过，也有能达到4小时之久的个案。所以一般建议，在性行为前1小时服用，每天以最多服用一次为原则。本药与高脂肪食物一起服用时，其吸收速率会减慢，达到最高血中浓度的时间平均延迟60分钟，血中最高浓度也降低了近30%。

（3）副作用：一般药物的服用，引发副作用较常见的有头痛、脸部潮红、消化不良与骨骼肌疼痛，其他还有鼻塞、尿道感染、暂时性的蓝绿色盲与对光反应迟钝、腹泻、头晕等。某些人服用之后，还可能会持续勃起，无法消退。然而，万艾可并没有重大的副作用和后遗症。不过，长期服用有导致心理依赖的可能，如果不用就不能行房，所以需特别注意。

（4）服用禁忌及用药注意事项：

1）万艾可会加强心绞痛患者服用药物硝酸甘油的降血压作用，所以服用硝酸甘油的患者不可服用万艾可。另外，高血压或低血压（血压低于50～90 mmHg）、心脏血管疾病，与遗传性退化性视网膜病变者（如色素性视网膜炎），糖尿病、前列腺手术、心脏病等患者，及最近曾有中风或心肌梗死的患者等，都不建议服用万艾可。

2）阴茎勃起超过4小时，应马上寻求医疗上的协助。因为如果未马上治疗，可能会导致阴茎组织的永久损伤及永久丧失其能力。

3）万艾可目前的用途是作为成年男性勃起功能障碍用药，此药目前并不适用于女性与小孩（若有其他用途，请询问医师或药师）。

4）若是服用抗菌抗生素、抗霉菌药物或抗艾滋病毒药物时同时并用这类勃起障碍药物，会因为药物间的交互作用而引发潜在的危险。此外，服用此类药物时，亦不能以葡萄柚汁送服。

2. 犀利士、乐威壮

继万艾可之后，还有两种口服阳痿治疗药物，一种是犀利士（Cialis；Tadalafil），另一种是乐威壮（Levitra；Vardenafil）。其中性行为频繁者，最适用药效长达35小时的犀利士，至于乐威壮则是最不会受到饮食影响的阳痿治疗药物。

（1）禁忌：犀利士、乐威壮的服用禁忌与万艾可的基本一致。

1）心肌梗死、心脏衰竭病患者或有在服用心脏用药硝酸甘油舌下含片或贴片的心绞痛病患者，是绝对禁止使用的。有心脏功能受损的患者要求服用时，也必须建议先做运动型心电图评估心脏功能。

2）若有未受到控制的心律不齐或高血压、低血压患者，也不建议服用。

3）应告知医师及药师现在正在服用的药物，因为某些治疗药物如Erythromycin、Ketoconazole、Teldane、Hismanal、Cimetidine、Prepulsid、Ritonavir等属于勃起障碍药物，如果与之同时服用会因为药物间的交互作用而引发潜在的危险。

4）肾透析的患者，也应经过专科医师评估才能服用。

（2）副作用：3种药品共同的副作用，都为脸部潮红和头痛。少部分人有短时间的心悸现象，其中服用乐威壮者头痛比例较高，服用万艾可者潮红较多，吃犀利士的人则较易有肌肉疼痛的困扰。

（3）超级比一比：

商品名	万艾可（Viagra）	犀利士（Cialis）	乐威壮（Levitra）
成分名	Sildenafil	Tadalafil	Vardenafil
药粒颜色	蓝色	黄色	橘色
剂量	50、100mg	10、20mg	10、20mg
作用方式	3种药物均是口服用药，作用机制都十分类似，都是可以抑制第五型磷酸二指酶（PDE-5）的作用，主要是促进阴茎平滑肌放松，达到充血勃起的作用		
勃起成功率	70%～80%	70%～80%	70%～80%
性行为之前多久服用	30～60分钟	30分钟～12小时	25～60分钟
与食物的交互作用	服药必须空腹或避免油腻食物	较不受食物影响	较不受食物影响
作用时间	4～8小时间皆能保持最佳坚挺状态	3天内接受刺激皆能随心所欲勃起	4～8小时间皆能保持最佳坚挺状态
优势	勃起硬度够	药效时间长	药效比较快
副作用	脸部潮红、头痛、暂时性视力模糊	脸部潮红、头痛、背痛、肌肉疼痛、鼻塞	脸部潮红、头痛、暂时性视力模糊
服用禁忌与安全性	3种药的服用禁忌大致一致		
建议服用者	需要1次性爱就能满足的服用者	3天内想享受多次性爱的服用者	需要1次性爱就能满足的服用者

10 五把最危险的"双刃剑"

继万艾可、犀利士、乐威壮3种阳痿治疗药物在市面上出现后，新药Uprima也随之问世，Uprima由美国雅培制药厂（Abbott Laboratories）与日本武田药石合作的民间研发生产。与万艾可的作用机制完全不同，它是舌下含片，药效很快，因为舌头离大脑最近，就会直接作用在大脑中枢，刺激脑中多巴胺受体感受，进而引发阴茎勃起。但Uprima与万艾可一样，患者服用之后会出现头晕、呕吐的副作用，不过，没有心血管疾病、糖尿病患者不能服用的限制。

3. 其他治疗勃起功能障碍的口服药物

其他可以治疗勃起功能障碍的口服药物还有不少，能提供给泌尿科医师及患者多种选择。

（1）增加血管末梢循环、提升阴茎海绵体血液供应：常采用的药物有血小板凝集抑制剂Pentoxifylline（商品名Trental或Ceretal）或天然银杏萃取物（如Cerenin、Tebonin），可惜效果并不是相当显著。

（2）精神科药物：如百忧解及美舒郁，其中美舒郁虽然是抗忧郁药物，但同时具有辅助勃起和延迟射精的双重效果，而且疗效较令人满意。目前的泌尿科医师常利用这点，当作治疗阳痿或早泄等男人性功能障碍的药物。此类药具有阻断神经细胞血清素的再吸收作用，效果可达5成以上，而缺点则是要服用数星期才能产生药效。

有些女性常把治疗性功能障碍药物当作催情礼物送给情人，以为吃完药后就能马上有效，其实这完全是误解。服用治疗性功能障碍药物并不会让性欲变强，如果没有性刺激，还是没有用的，治疗性功能障碍药物只是帮助勃起困难的人比较容易勃起而已。一般服用治疗性功能障碍药物后，想要有性欲，仍必须有性爱刺激才能发挥效能，所以，若要持久，就得靠自己的体力，药物其实是很难帮上忙的。

（二）药物涂抹治疗

药物局部涂抹治疗是医药界正在努力的方向。目前已有药厂将前列腺素E_1制成经皮肤吸收的乳膏剂型，只要局部涂抹即可，但效果仍有待观察。

（1）治疗方式：将能起到血管扩张作用的药物，直接涂抹在龟头或阴茎，让阴茎海绵体扩张、充血而导致勃起，并防止早泄，延迟射精。

（2）优点：使用方便、不痛而且可减少全身性的副作用。

（3）缺点：目前的医学研究，虽有部分成效，但却未能令男士满意。将来在这方面要攻克的难题，就是药物的剂型、药品的种类，以及如何控制吸收浓度的溶剂等。

五、理想治疗的第二步：阴茎海绵体自我注射与真空吸引器

（一）阴茎海绵体自我注射

阴茎勃起是阴茎动脉舒张、海绵体舒松及静脉收缩的结果，而很多的阳痿都是由于血管性障碍引起的，因此，直接在阴茎注射血管扩张剂，是近年来解决阳痿的新方法。只要在专科医师严格教导训练，并找出适合的剂量之后，患者就可自己以小针头，将Alprostadil（属于前列腺素药Prostaglnadin E1的衍生物）注入阴茎海绵体，使阴茎勃起一段时间，而其硬度、胀度也都理想。

另外，直接注射罂粟碱（Papaverine）及酚妥拉明（Phentolamine）进入阴茎海绵体中，也是一种安全且有效的治疗方式。二者均是强力的血管扩张剂，经常被合并使用产生协同效果。不过，使用阴茎注射药剂的患者要注意的是，长期使用后，阴茎会有纤维化现象，最大的副作用则是勃起异常，这通常是药剂过量所引起，需紧急请医师解决，而注射部位的疼痛感，烧灼感，则也经常会发生。

（二）真空吸引疗法

对于前述治疗方法无效的勃起功能障碍患者，则可考虑真空吸引疗法。它的原理是用真空吸引器放在阴茎，将血液吸入阴茎内，等阴茎勃起坚挺之后，然后以橡皮圈紧束阴茎根部，防止血液回流到身体，以保持性交时的持久坚挺，待性交完后再将环套解开即可，其成功率在90%以上。

如今，先进国家的泌尿科医师已着手研究基因治疗阳痿，方法是移入、移除某些基因，使得阴茎海绵体的纤维活化、年轻化，或促进阴茎血管充血，增进勃起功能，达到治疗的目的。

（三）人工阴茎植入或血管手术

对于上述疗法全都无效的患者，则可再尝试人造阴茎植入手术，这是外科手术治疗阳痿中最重要的方法，但最好是在其他治疗方式失败后才考虑使用。对患者来说，人造阴茎对他们帮助很大，他的性伴侣也能接受。另外还有静脉手术，可修补受损的血管，进而恢复血流供应，让阴茎再度勃起。

此外，市面上具有强壮补身效果的药酒非常多，虽无万艾可、犀利士、乐威壮三种治疗药物有立竿见影的功效，但也有一定功效。药酒乃是中医师精心处方设计而将药材浸入酒中，放置一段时间后，药材便会释出所含成分，融入酒中，形成具有治病强身的液体。适度饮用，不但可以促进血液循环、改善虚弱体质、补充体力、消除疲劳，而且还可防止老化，提高新陈代谢的功能，有强精补肾功效，但是勿逞一时快感，导致伤身。

医药学家在男性性功能这个领域耗费的心血是非常的庞大，光是由性功能障碍治疗药物所占的上百亿美金市场金额，就可以看出这个问题真的很重要。可惜一般人缺乏正确性知识，总是讳疾忌医。再加上电视台广告和色情录影大行其道，真的让很多男士对自己越来越没有信心，认为自己不如人，可能有问题。因此，专家建议要建立下列正确观念：

（1）其实性功能障碍并不是性无能。

（2）性功能障碍治疗不能仅靠壮阳药物。

（3）只有让身体健康，培养愉快心情，才能保持最佳状态。

不管是什么药，都只是一个开头，真的想要强化男性魅力，一定要从培养健康的体魄做起。因此，有心体贴另一半的新好男人，应先向泌尿科或精神科医师请教，同时调整个人生活起居，培养愉快心情，如此才能与另一半共享鱼水之欢。

六、羞于启齿的女性性功能障碍

我们谈到性功能障碍，多数人都直接联想到男性，其实女性由于更年期及其他生理、心理所衍生的问题，也有羞于开口的性功能障碍。这是因为女性性功能的表现，常受到风俗民情、环境、心理情绪与婚姻关系的影响；在生理方面，例如高血压、糖尿病、血脂异常及骨盆腔手术，也都会造成女性性功能障碍。因此，女性性功能问题横跨了泌尿科、妇产科与精神科三大领域，只是女性求医的数量远低于男性，这完全是由于女性天生对于性事较难启齿所致。而随着这些年女性性功能障碍的问题逐渐获得重视，医学界才发现，女性性功能障碍的问题原来也如此复杂。

一般来说，下列原因常是导致妇女产生性功能障碍的祸首。

（1）对生活失去兴趣或感到焦虑：可能是服用药物、情绪因素或更年期所导致，或缺乏性欲引致个人忧郁、缺少性刺激、对性生活缺乏兴趣，如果丈夫的性能力不足，容易早泄、阳痿，也经常会使妇女提不起性趣。

（2）分泌湿润不足：当男女相互产生激情时，外阴部会有湿润的液体，这布满阴道口的黏液来自左右巴氏腺。若巴氏腺不分泌黏液或分泌不足，不只会发生插入困难，而且女方也将有不适感、性交疼痛、甚至造成阴道的伤害。至于会导致巴氏腺黏液分泌不足的原因则有：①性交前戏不够或激情不足。②久而乏味的性交。③巴氏腺管阻塞。④雌激素不足。

（3）性交时疼痛：女性在一生当中虽都偶有性交疼痛的经验，但如果在性爱期间阴道或腹部经常感到痛楚，就会阻碍正常性行为的进行。至于会引起性交不快或疼痛的原因，最常见的是阴道发炎、膀胱炎、尿道炎、骨盆腔发炎，以及子宫内膜异位症等，此外，阴道痉挛、伴侣过度粗暴的行为或手术后愈合不良等，也会造成性交疼痛。

（4）不能达到高潮：当受到刺激及有亢奋感觉后，仍难以或不能达到性高潮，这也包括高潮延迟，或性高潮程度不足。例如精神的创伤以及医疗因素，包括药物或做手术期间损害腹部神经，都会引起性机能障碍。

（5）心理因素：不和谐的夫妻关系或激动的情绪，也是部分的原因。通常，性功能障碍会夹杂着心理和生理的因素。

（6）找回女性潜伏的性趣：由于患性功能障碍的女性大多同时存在两种或两种以上的障碍，因此治疗时，必须先寻求致病的原因，才能对症下药。而面对复杂的性功能障碍病因，首先要有勇于求医的观念，如此才能找到合适的治疗模式。至于治疗的方法，可从心理以及药物等方面下手。

（一）心理疗法

沟通是夫妻保持良好性关系的基础。近年来，性治疗专家也不断阐述沟通在性关系中的重要作用，事实也证明，能够经常进行沟通的夫妻，他们的性关系大都比较和谐。所谓沟通技巧，就是夫妻之间能够言语交流、性生活中表达各自的感受与意愿，使性生活更加协调美满。

（二）药物治疗

（1）雌激素补充治疗：手术切除或停经后卵巢分泌的雌激素突然下降，会造成阴道萎缩或性交疼痛；而糖尿病与甲状腺功能低下等疾病，也会引起性欲下降。因此补充雌激素适用于停经后的妇女，除了可改善更年期症候群外，还可增进性器官的敏感及情欲，减轻行房时的疼痛与烧灼感。常用的有雌激素、黄体素（Provera、Duphaston）、大豆异黄酮素（Lsoflavones）等。

（2）雄激素：妇女要享有健康的性生活，是需要两种激素，就是雌性激素及睾固酮激素。雌激素的作用是首先增加润滑及血液流量，而睾丸激素则是一种产生欲望、健康情绪及精力旺盛的激素。停经妇女，若有情欲低落、行房疼痛或阴道湿润不足的情况时，混合激素的治疗，将可改善这些症状，只是会有体重增加、阴蒂增大的副作用。

（3）L-精氨酸（L-Arginine）：L-精氨酸是一种天然氨基酸。它的主要功能是能够渗透细胞膜组织进而促进女性阴部的血液循环，提高阴核（蒂）的敏感及改善女性达到高潮的机会，威而柔是局部性的凝胶，并不是处方药。目前市面上的威而柔种类繁多，显然已经成为一种最新的"情趣用品"，至于是否需要使用，得看个人的需要，而在使用上，则必须小心是否引起过敏的现象。

（4）其他：如果适当地使用市面上的润滑凝胶制剂，对阴道的润滑也有助益，如KY凝胶（Kelly Jelly）。根据金赛性学报告，大约10%的女性无论用什么方法都达不到高潮，并且有50%～75%的妇女无法只用阴茎的动作达到高潮，必须同时运用其他的技巧，例如按摩阴蒂之类的刺激行为才会达到高潮。

随着女性受教育机会的提高、性知识的开放，妇女对性功能障碍的诊治需求将会逐渐增加。尤其低落和高潮困难，往往是多重因素混杂在一起的，这需要配偶双方的积极治疗意愿，加上各种专业人员的通力合作，才能拨云见日。

七、男生女生：认识避孕药

国内性观念日渐开放，根据最新的调查发现，15～19岁的小女生，尝过禁果的比例不低，而且20岁以下的年轻男女，几乎有80％的性行为是不避孕的，由此可见，大家对于避孕的概念仍相当缺乏。因此，教导他们如何避孕，以预防不必要的怀孕，是必须加强的课题。

避孕的方式不少，诸如子宫内避孕器、口服避孕药、周期避孕法、输卵管结扎法、输精管结扎法、保险套、人工流产法、堕胎手术等。其中，避孕药是很多人采用的方法，但有不少的负面报道及传言提到，口服避孕药会引起例如癌症、心脏血管疾病、体重增加等问题，因此不少妇女十分担心。其实避孕药并没有那么可怕，它的好坏利弊，只要认识清楚了就可以好好把握。

八、揭开口服避孕药的面纱

口服避孕药主要是由雌激素（Estrogen）与黄体素（Progesterone）两种激素成分，以不同的比例混合，或以单一成分制造出的避孕药。

目前的口服避孕药，一种是雌激素与黄体素的综合制剂，另一种则是单纯黄体素的制剂，二者的作用机制与服用方法并不完全相同。雌激素与黄体素两种成分混合而成的综合制剂，可再分为单相型和多相型两种，其中，每粒药剂量固定者，称之为单相型；另一种剂量呈二或三阶段变化，则称为多相型。至于只含单一黄体素的口服避孕药，俗称"迷你丸"，现在较少使用。

因为口服避孕药可以抑制卵巢排卵，如果没有卵子，即使有再多的精子，也都一无所用，它还能使子宫内膜产生变化，让受精卵无法着床，所以，这是一种方便、有效、简单的避孕方法。此外，避孕药也可以增加子宫颈分泌物的黏稠度，使精子难以穿过黏液，进入子宫腔内。因此，口服避孕

10 五把最危险的"双刃剑"

的成功率相当高，根据研究资料显示，失败率只有1%～2%，而之所以发生避孕失败，绝大多数是发生在服用的第1个月，以及在错误的服用方式下产生的。

九、口服避孕药该怎么吃

口服避孕药一定要配合自己的月经周期，才能发挥药效。一般是从月经来经的第1天开始，每天定时服下1粒，避孕效果是从吃药的第1天就生效，然后每天服用，必须持之以恒。避孕药一般分为21及28粒装两种。由于它们的服用方法不同，因此在第1次服用之前，务必请教医师及药师，了解其服用的方法。

（一）21粒装避孕药的服用方法

（1）月经周期的第1天或第5天（记住！不论月经是否已停止）便开始服用，每天1粒，最好是同一时段服用（以免忘记服用），直到服用完第1排为止。

（2）服用完第21粒，隔1～2天便会来经。

（3）停药7天后，不管月经来了没有，也不论月经干净了没有，第8天一定要开始服用新的第2排，如此周而复始。

（4）有时停药的那个礼拜，月经不会来，而下个月停药的那个礼拜，月经又会正常的来，其实，月经没有来，是因为低量的激素制造很少的经血，但堆积在里面。

（二）28粒避孕药的服用方法

（1）月经周期的第1天或第5天（不论月经是否已停止）便开始服用，每天1粒，且最好是同一时段服用，直至服用完整排为止。

（2）在服用完第1排后，要立即开始服用第2排。通常药厂会在28粒外，额外再加入7颗铁剂、维生素或乳糖药安慰剂。

（三）服用口服避孕药的优点

（1）安全、便宜、费用低廉，服用方法简单。

（2）最有效的避孕方法之一。

（3）不影响性生活，房事前不必做任何的准备。

（4）停止服用后，可再怀孕。

（5）减少经痛及月经量，可避免贫血，并有调经功能。

（6）减少脸部长痘痘。

（7）减少子宫外孕、卵巢癌、子宫内膜癌。

（8）改善类风湿性关节炎、增加骨密度。

十、服用避孕药可能有的副作用

服用避孕药时，依照不同体质，有一些人可能会发生轻微的副作用，但会随着服用时间而改善。包括服用初期，在非经期时有轻微阴道出血、乳房胀痛、过敏或头痛、体重增加等症状。但是这些现象在体内适应激素的浓度之后，会在数星期内消失。如果症状持续出现或愈来愈严重，就需要请教医师。此外，有些人则会发生恶心想吐或拉肚子的现象，由于服用的药量很轻，症状应该不会很严重，可以吃点东西缓解这种感觉，或是在晚上睡前吃，一阵子之后就会适应。

口服避孕药是一种设计给人长期服用的药品，即使有排卵时间延迟的现象，但并无证据显示它会增加不孕的比率。此外，目前也没有任何资料支持服食避孕药会引致任何癌症，反而避孕药对卵巢癌、子宫内膜癌有着间接的保护作用。根据医学研究表明，服食避孕药的妇女，患卵巢癌子宫内膜癌的机会较一般妇女低四成至五成，且对乳房较有警觉性，因此较能早期发现，反而死亡率较低。所以，健康的妇女如果能正确的服用口服避孕药，其好处还是远超过害处的。

十一、激情过后的补救措施：谈事后避孕药

事后避孕药（Aftermoning pills）亦称为紧急避孕药（Emergency cantraceptive pills），例如后安锭（Norlevo）、后定诺（Potinor-2）。

一夜激情的快乐代价是必须面临可能怀孕的结果，这对男女双方而言，无疑是一种莫名的担忧。因此，下列情况就需要服用事后避孕药：没有采取

避孕措施或避孕方法失败（例如保险套破裂、滑掉或忘记服用避孕药、性交中断法失败、遭受性侵害等）的情况下所发生的性行为。

事后避孕药的避孕原理：

剂别	服用时机
第1剂	在性行为之后，最好在12小时之内，最久不超过72小时（3天）内服用。
第2剂	第1剂之后，隔12~24小时再服用。

事后避孕药最主要的成分是黄体素，其主要作用是抑制排卵、干扰黄体功能、影响输卵管、抑制胚胎着床，其避孕效果可达90%以上，但无法保证绝对成功，尤其已经着床（即受精5天后）就完全无效了。

服用事后避孕药仍要小心有子宫外孕的可能，一旦月经一直没有出现或有异常腹痛与出血，就要尽快就医。不过，只有10%的人会出血，绝大多数是不会出血的。有些人也只是引起头痛、恶心、呕吐、疲倦、头晕、乳房胀痛等副作用，有些人则毫无感觉。不过，由于它会干扰体内激素的正常功能，如果常常服用，则易有月经不规则的问题，造成许多不便与紧张，所以，还不如有计划的避孕方式。因此，事后避孕药只能偶尔为之。

服用事后避孕药之后，若有性行为，还是要采取其他的避孕措施。其实，正规的避孕方法仍是最好的，如果每个月平均性行为有超过3次，就应该固定每天服用一般避孕药或采用其他避孕方法，而不要采用事后避孕。

十二、忘记服用避孕药怎么办

避孕药必须定时服用，才能达到避孕功效，而间歇性服用，则会减低避孕效果。因此，务必要提醒自己每天按时服药。万一真的忘记，请依照以下原则补救。

忘记天数	补救原则	搭配方案
1天	隔天补吃1粒（也就是要吃2粒）	绝对不可以服用超过2倍的药量
2天	接下来2天每天吃2粒（也就是连续2天吃2粒）	最好也配合服用其他避孕方法
3天	这个月份的避孕药已经没有避孕效果，把剩下的避孕药丢掉，等下次月经来的第1天，再新开1包从头服用	当月应再加上另外的避孕措施（例如保险套）

十三、堕胎药：RU-486

RU-486学名为Mifepristone（美服锭），RU是医师名字Roussel Uclaf的缩写，而486是其测试的药物中，第38486编号的化学物质。RU-486会占领母体内黄体素的接受器，使得子宫内的前列腺素浓度增加，因而加强子宫平滑肌收缩及子宫颈出口的扩张，胚胎于是随着子宫内膜自然崩落，达到人工流产、终止妊娠的目的。

RU-486为现阶段最安全又有效的药物型堕胎药。根据妇产科门诊统计，怀孕周数在7周以下的妇女，服用600mg的RU-486，可达85%的堕胎成功率；如果在服用RU-486的36～48小时后，再加上前列腺素Misoprostol来诱发子宫的收缩，则可达到96%的堕胎成功率。不过，有半数以上的妇女会感到强烈的腹痛，为防止最严重副作用的发生，在服用前列腺素后3小时内，患者应留在医疗院所观察，比较安全。

至于服用RU-486的副作用，除了容易有恶心、呕吐、晕眩、腹痛（比月经稍痛）、出血（流产性出血）、头痛等不症状之外，造成的最大危险就是流产不完全，因为RU-486一定要在妇产科医师的监督指导下服用，之后也一定要回诊，由医师确认流产成功。

同时，RU-486是不能由自己私下买来服用的，因为RU-486只适用于子宫内孕者，严禁使用于宫外孕、气喘、心血管病症、对前列腺素过敏及35岁以上有抽烟习惯的妇女，所以，服用RU-486之前，一定要由医师用B超检查，确定是子宫怀孕才可服用，因为若是宫外孕服用RU-486，将可造成腹中出血。

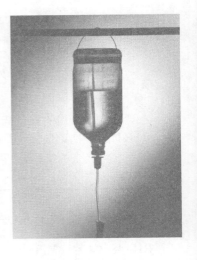

由于RU-486比起传统人工流产手术更为简便，因此不少年轻女孩在偷尝禁果意外怀孕后，会选择RU-486来堕胎，造成RU-486的滥用现象。优生保健法严格限定，仅妇产科医师可对怀孕7周内的孕妇选用此药治疗，因为怀孕时间越短，服用此药的成功率就越高，不舒适感也就越少，若超过7周，则会导致不完全流产或大量出血，如果胎儿继续成长，就有形成畸形儿的可能。

RU-486的使用，虽然是一种亡羊补牢，犹未为晚，但是如果事先做足准备，保证避孕措施的万无一失，才是更好的选择。

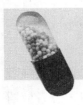

第三节　肥胖及治疗肥胖的药物

在经济发达的国家或地区，肥胖病的严重程度已经仅次于艾滋病、高血压、糖尿病和肿瘤。在中国，目前约有七千万人受到肥胖病的困扰，而据专家称，这仅仅是保守估计。目前减肥产品已占据全国保健品市场的半壁江山，年产值将近一百亿元。肥胖，已经成为大家无比关心的一个话题。

一、还在斤斤计较自己到底有多胖吗

要知道自己是否过胖，可以利用下面理想体重的计算公式得知：

男（kg）=［身高（cm）-80］×0.7

女（kg）= ［身高（cm）–70］× 0.6

若是得数在理想体重的10%以内，都算正常。超出理想体重10%，是为超重，而超过理想体重20%或以上时，就称为肥胖症。

（一）恢复身材的减重原则

减重是一辈子的事，为了健康，要循序渐进，控制热量，关键是要找出导致肥胖的真正原因，再拟定减肥计划，然后逐步地实行，而且减重方法一定要兼顾运动、饮食控制、营养、健康几项原则。

研究肥胖的学者指出，最安全的减肥速度是每周减肥不要超过1kg，即每个月最多只可减去身上4kg的脂肪，因为每周减重2kg以上时，水分会流失，而且减重越快，水分流失就越多，此时必须接受专业医疗人员的监督，以确保安全。

此外，正在减肥者，都比较忧郁、心情不好及压力大，这也常是减肥失败的主因之一。所以，保持轻松心情也是有助于减肥成功的原则之一。

（二）健康减肥法

虽然减肥的方法可说是千奇百怪、名目众多，但其实减肥的方法不管如何变化，都跳脱不出的4大项目，即饮食控制、规律运动、药物治疗及手术治疗。可以选择单独采用其中的1种，也可以将2～3种混合采用，因为节食并不是减肥的最好方法，服用减肥药或抽脂手术更是有风险，而运动瘦身若不能持之以恒，也难有效果。因此，若能在专家（医师、药师及营养师）的指导下，将各种方法适当地配合起来应用，就更容易达到符合健康需求的正确减肥效果了。

（三）饮食控制法

节食控制减肥并不是要饿肚子，而是低热量、均衡的饮食。事实上，根本不必硬性规定要吃什么东西才能减肥，只要符合营养要求，在营养师或营养专业人员的指导下调整食物的种类及营养的分配，一样可以吃到饱而不肥胖，同时减少可能的并发症发生。

一般来说，节食减肥刚开始的两星期，体重下降得最快，但随着节食时间越久，减去的体重就越来越少。等到节食减肥满6个月后，人体的基础代谢

10 五把最危险的"双刃剑"

率（指细胞的工作效率）会滑落三至四成，人体内脂肪烧得越来越慢，体重越来越难下降。此时，若能配合运动，就能提高基础代谢率。

（四）运动减法

运动是有效减重及维持体重的主要方法之一。运动是能提高基础代谢率，使体内脂肪迅速燃烧，每次运动后，人体基础代谢率升高的时间可持续24小时。所以，2天运动1次（或每周运动3次），每次半小时以上，使身体燃烧掉300cal以上的热能，就能使人体的基础代谢率不至减缓，再加上合理节食，人体内多余的脂肪才能有效燃烧掉。

（五）药物治疗

如果以饮食控制、运动及生活习惯修正3～6个月，仍无法达到减重目标，而其失败的原因又无法改善，且同时有2种以上的合并症时（例如高血压、血脂异常、糖尿病、冠心症、睡眠呼吸中断症等），才考虑给予减重药物。服用药物治疗肥胖时，则必须考虑药物的副作用，尤其不应长期服用。

二、掀开减肥药的神秘面纱

在欧美国家，每隔一段时间就会有1种新的减肥药问世，而且新药一出来都会造成轰动及流行。从20世纪50年代的安非他命到喝减肥茶，以及当前流行的减肥药PPA、诺美婷（Reductil）、罗氏鲜（Xenical）或数种药物混合服用的鸡尾酒减肥法等，一直都是医药界的焦点。而减肥药物作用的机制主要有三大方向，即抑制食欲的药物、作用于胃肠道影响脂肪吸收或代谢的药物、影响营养素吸收或代谢的药物。

（一）抑制食欲的药物

可再细分为作用于去甲肾上腺素药物、作用于血清胺药物及同时影响两系统的药物。

1. 作用于去甲肾上腺素的药物

（1）安非他命（Amphetamine）：它是一种作用于中枢神经系统的强效兴奋剂，主要作用是释放去甲肾上腺素与多巴胺，能明显地减少饥饿感和抑制食欲。但由于安非他命能抑制饮食中枢和提高情绪，极容易上瘾，造成耐受性及戒断症状，并产生精神上的依赖，引发妄想型精神分裂症，造成了药物的滥用，因此早已被各国政府禁用，当作违禁药品管理。与安非他命类似的药物有芬他命（Phentermine）、Mazindol、Methamphetamine等。

这类药物的副作用，应从著名的芬芬（Fen-Phen）减肥药谈起，它的主成分是Fenfluramine及Phentermine。由于该药伴有再发性高血压和心脏瓣膜损伤这两大严重的副作用，因此，美国食品药物管理局已于1997年下令对该药进行回收。但是还是有不少消费者透过黑市购买这种药品，所以在服用上千万要谨慎。

（2）PPA（Phenylpropanolamine acutrim）：它是这类药物中，国内第一个被卫生部核准用于减肥的合法上市的食欲抑制剂。PPA可以促进体内的新陈代谢率，提高体温、血压，从而加强新陈代谢及能量的消耗，是作用于中枢的食欲抑制剂，比较不会刺激中枢神经的兴奋作用。与PPA类似的药物就是麻黄素（Ephedrine）、产热剂，借由兴奋，心跳加速，提高新陈代谢消耗能量。

PPA在复方感冒药中做为鼻塞解除剂，但其剂量较低（每粒25mg）；而用于减肥药是单方，所以剂量较高（50～75mg）。它的副作用一般都是服用过量所引起，但如果是高危险患者，如高血压、甲状腺功能亢进、糖尿病、心脏血管病症、青光眼等患者，则不可给予。

美国耶鲁大学研究发现，服用PPA的剂量有可能造成出血性中风，目前美国食品与药品管理局（FDA）已下令禁用PPA。我国卫生署倾向于不禁用，但是规定PPA的服用剂量，每天不可超过75mg，也不可连续服用超过3次。

2. 作用于血清素系统的药物

血清素可造成体内饱足感，这类药物可透过血清素作用于神经中枢进而抑制食欲，例如Dexfenfluramine 、芬芙拉命（Fenfluramine）及选择性血清素再吸收抑制剂；SSRI类的抗抑郁药则包括Fluoxtine、Sertrlline等。

著名的百忧解（Prozac）主成分就是Fluoxetine，由于选择性高，美国食品药物管理局（FDA）核准Fluoxetine可使用于暴食症、抑制症、强迫症，疗效十分显著。不过可能的副作用包括恶心、失眠、流汗、腹泻、颤抖、发育不良、性功能障碍等。

3. 同时影响去甲肾上腺素与血清素系统的药物

诺美婷仅会作用于去甲肾上腺素和血清素，而不会作用在多巴胺，因此不会有过去中枢神经兴奋剂导致的心脏瓣膜异常及原发性肺部高血压的危险。只是诺美婷仍会有口干、失眠、便秘、血压和心跳速率升高等副作用，不过诺美婷的确较温和而且安全很多。

（二）提高基础代谢率及加速脂肪代谢的药物

借由增加能量消耗、兴奋及提高血压、体温来加强新陈代谢及能量的消耗的药物。包括上述抑制食欲的药物和甲状腺素、神经兴奋剂（例如麻黄素、咖啡因、茶碱）等。

甲状腺素：由于甲状腺素分泌过高的患者，临床上常表现出吃得很多，却胖不起来的情况，于是一些人便把甲状腺素拿来当作减肥药服用。虽然由此可以提升基础代谢率而燃烧消耗能量，从而减少身体储存，但临床适应证其实只适用于患有甲状腺素分泌过低症的患者。如果应用于分泌正常的人身上，会使人情绪紧张、失眠和引致惊悸、心律不齐、手抖、腹泻等症状。

神经兴奋剂：咖啡因是广泛服用的中枢神经系统与兴奋剂，主要是它富含于咖啡、茶和很多的非处方用药中。我们其实可以用轻松的心情来看咖啡因及含咖啡因的饮料，因为少量摄取咖啡因，对不少人来说可帮助刺激糖类及脂肪分解，也能加速新陈代谢、提神、集中注意力、延长脑部清醒的时间、使思路清晰、敏锐。此外，咖啡因具利尿作用，因而上厕所的次数增加，连带水分都会一并流失，让以此为正餐的人，误以为自己真的瘦了。不料，那仅仅是短暂的假象，补充水分后，体重又会回升。

过量摄取咖啡因，可能影响精神状态及内分泌代谢，例如每天喝咖啡量超过2 000mL，将会造成手发抖、心悸、焦虑的后果，甚至无法入眠，而出现颤抖、失眠、心律不齐等不良反应。

（三）作用于胃肠道影响脂肪吸收或代谢的药物

包括脂肪酶抑制剂罗氏鲜Orlistat（Xenical）、甲壳素（Chitosan）与淀粉酶抑制剂Acarbose（Glucobay）。三者都作用在消化道，前二者抑制脂肪的吸收，而Acarbose则是抑制淀粉的分解及吸收。此外，离子交换树脂（Cholestyramine）也能够在小肠中与胆汁结合，降低胆固醇吸收，而深海鱼油、橄榄油、大豆油、月见草油等所谓的多元不饱和脂肪酸，也都是影响脂肪吸收或代谢的食物。

1. 甲壳素（Chitosan）

在自然界中的昆虫、螃蟹、乌贼软骨等，以酸碱处理，除去钙质及蛋白质的产物就是几丁质（Chitin），几丁质再经强碱处理后才得到甲壳素。甲壳素在肠道中会与胆酸结合，阻碍胆汁的再吸收，临床上也证实它能降低血中甘油三酯并降低胆固醇，进而可以减重或预防心血管疾病。根据国外的研究资料表明，甲壳素吸附脂肪的效果，大约1g的甲壳素平均可吸收8~12g的各种脂肪，相较于时下的高纤产品，它的确拥有更多的优点，所以也就成为了健康食品市场上的新宠。

作用机理：甲壳素分子带有很多的正电荷，正好可以和脂肪的负电荷结合，所以有很好的吸附能力，让脂肪随着粪便排出体外，就能达到降低脂肪的目的。加上其不会和重要营养素的蛋白质结合，所以不会对人体造成危害，让想减肥的人可以安心服用，又不影响养分吸收的效果。

不过，给予肥胖而且有高胆固醇血症的人吃甲壳素，4~5个月后，虽然血中的高密度脂蛋白（High density lipoprotein，HDL）有提高的好现象，但体重也没有什么变化。也就是说，虽然甲壳素对增加血中好的高密度脂蛋白胆固醇、减少坏的低密度脂蛋白（Low density lipoprotein，LDL）有帮助，但是如果没有饮食控制，只想凭着服用甲壳素来减肥，效果是有限的。

服用甲壳素者的注意事项：

（1）甲壳素是降低胆固醇及甘油三酯、减少体内重金属积蓄的功能性食品，所以，中老年人且身材肥胖者（胆固醇、甘油三酯过高者）是最适合服用甲壳素的族群。

（2）最好在用餐前约半小时内食用甲壳素，以便分布在消化道预备吸收油脂。

（3）建议每天服用量不超过30g，服用时最好喝300mL的开水，避免造

10 五把最危险的"双刃剑"

成肠道阻塞，甚至有排便不顺的现象。

（4）服用甲壳素若是超过2个月，要留意会造成脂溶性维生素（维生素A、维生素D、维生素E、维生素K）的缺乏，应该适时地补充综合维生素。

（5）孕妇、哺乳妇女，或对甲壳类食物有过敏经验者，还是建议不要食用。

2. 阿卡波糖（Acarbose）

阿卡波糖是一种由微生物质萃取而得到的伪四多醣。阿卡波糖是一种淀粉酶抑制剂，对以饮食、运动及减轻体重仍然不能控制血糖之非胰岛素依赖型2型糖尿病有良好的治疗效果。

（1）作用机理：作用在肠道中，主要是抑制肠道内负责分解双糖、寡糖及多糖的酶，可延迟、减少糖类的分解及吸收。最重要的是，其能延缓碳水化合物分解成葡萄糖进入全身循环，进而降低血糖，所以对于糖尿病患者有不错的疗效。

长期服用阿米波糖可以降低血糖，并且不会造成高胰岛素症，影响患者体重，因此特别适用于体型肥胖、喜欢吃米饭及面食的2型糖尿病患者。有些减肥门诊认为，降低血糖可稳定血液内的胰岛素，以帮助控制饥饿感与减少脂肪在体内堆积，不过，医药界并不很建议阿米波糖应用于一般减肥上。

（2）副作用：目前的临床研究报告得知，阿米波糖的安全性相当高。至于可能引起的副作用，只有少数的人会出现轻微胃肠胀气、腹泻、腹痛，或是极少数个案可能发生过敏反应，例如皮肤发红、皮疹、荨麻疹。值得注意的是，单独服用是不会引起低血糖反应，但与其他糖尿病治疗剂，例如与胰岛素合用时，一旦发生低血糖反应，最好马上口服葡萄糖，不过，千万不能服用蔗糖或其他碳水化合物，因为阿米波糖会抑制后者在肠道内的分解吸收。

3. 不饱和脂肪酸

许多人"谈脂色变"，认为脂肪会引起心血管疾病、癌症及其他慢性病症，虽然某些脂肪的确与疾病有关，但是许多脂肪对健康却是必不可少的。与胆固醇有好与坏的区分一样，脂肪也有分好的脂肪和坏的脂肪。坏的脂肪称为饱和脂肪酸，会增加胆固醇，引起心血管疾病，它的主要来源是动物性肉类，如猪油等；另一种的脂肪则称为不饱和脂肪酸，又称为必须脂肪酸，在体内会转变成类激素，与精子形成有关，一旦缺乏脂肪酸，就会影响免疫力。

必需脂肪酸主要分为：

（1）Omega-3：脂肪酸主要是EPA（Eicosapentaenoic acid）和DHA（Docosahexaenoic acid）。通常深冷水域的鱼类含量较高，例如鲑鱼、鳕鱼、沙丁鱼、鲱鱼、鳟鱼及鲔鱼等，另外番瓜子、核桃、叶绿蔬菜、黄豆等也有。

（2）Omega-6：脂肪酸包括亚麻油酸（Linoleic acid）、一次性亚麻油及花生四烯酸。Omega-6普遍存在于许多天然植物油中，包括红花油、玉米油、葵花子油、橄榄油、大豆油、月见草油等，以及天然的坚果及种子中。

许多疾病都需要必须脂肪酸的协助，包括降低血压、预防关节炎、降低血脂肪的含量、减少血栓的形成及完善以及疾病、动脉硬化的治疗等。在脑部含量很高的必须脂肪酸，能影响神经系统、恢复细胞的活力、调节生理机能，是人体内神经及体内黏膜所必需的成分。

至于这些年的减肥疗法中，常用到深海鱼油。做为血管中的清道夫，其真正功效就是清血，除了可以将血液中过多的胆固醇带走，让血液循环更顺畅，间接也可达到减去身上脂肪的目的。

三、肠道膨胀：高纤维的食物及缓泻剂

（1）高纤维的食物：这种食物具高度的吸水性，不会被肠胃道所吸收，所以不会产生热量，反而可刺激胃蠕动，降低血中胆固醇，又能阻止脂肪的吸收，造成肠胃有饱胀感，而减少进食量与食欲、减缓营养的吸收，往往也有软便作用。在减肥疗程中，高纤食品是常被用来当作辅助品的。但长期服用，则会影响矿物质、钙、铁、锌等的吸收，所以，须再配合补充减肥用的综合维生素制剂。

（2）缓泻剂：一种能促进肠道排空的药物，这种药物可加强大肠或小

10

五把最危险的"双刃剑"

肠蠕动，软化大便或使肠内粪便膨胀。常见的有番泻叶、芦荟、大黄等。缓泻剂最常被用于年轻女性，透过同事、朋友之间口耳相传，一般人在药店最常拿到的即是此类药物。

市面上有许多的减肥茶，也是以番泻叶为主要原料。若剂量正常，是可以温和作用于肠道，产生间歇性蠕动而发生腹泻，不仅可软化粪便、增加排便次数、粪便量及排除宿便，并且也能使胃酸减少，降低食欲及抑制水分的吸收。不过，长期服用则会出现习惯性腹泻、胃肠失调和电解质不平衡等现象，而且停止服用后，体重很容易回升。

至于利尿剂实在不属于减肥药的范围，但由于不少减肥瘦身者滥用此药物，因此特别提出来讨论一下。利尿剂因为能够增加尿液及体液流失量，导致大量水分丧失，造成暂时性体重下降，但是复胖率很高，而且利尿剂会造成各种电解质或酸碱平衡的障碍，通常会导致很多生理上的不适，因此，服用利尿剂治疗往往会造成严重的副作用。

四、鸡尾酒减肥疗法

鸡尾酒减肥疗法是复合式减肥疗法的意思，就是把多种有效控制体重的方法（例如饮食、运动、药物）混合的减重方式。所需要的材料是包括之前详述的数种具有减肥功能的药物同时服用，或包括一些有机食品，从饮食习惯上去做调整，再加上多种运动组合，多管齐下，达到减肥的效果。不同的医师、药师或健康食品厂商所认为的鸡尾酒疗法也不同，就如同鸡尾酒有许多不同的配方一样。主要是依照每位患者不同的体型、饮食习惯、身体状况，仔细评估后才量身订制的处方和药物，而不是每位患者都给予同样的药物或方法，以便保证治疗的效果和患者的安全。

鸡尾酒治疗法是利用数种药物同时服用，效果较快速。这种快速方式的治疗，有时会使某些体质不佳的服用者因身体一时无法调整而造成意外事故，所以，服用者宜加以注意。

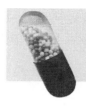

第四节　癌症及缓解癌症的药物

　　最近几十年以来，随着社会经济的发展，工业化进程加快，污染严重，各种致癌因素也不断增多，各种癌症，尤其是肺癌、肝癌、胃癌等的发病率均有明显上升。从20世纪70年代至80年代，我国的恶性肿瘤发病率明显上升，平均每年恶性肿瘤的发病人数有160万人之多，而死于恶性肿瘤的人数也高达130万人，占全国平均每年总死亡人数的18.63%，高居死亡原因的第一位。

　　面对如此严峻的现实，各国政府、研究机构、制药企业都投入了大量的人力、物力进行癌症治疗方法和治疗药物的研究，虽然还无法研制出能够彻底治愈癌症的药物，但研究工作还是获得了相当大的进展，一些药物治疗方法在延长癌症患者的生命和缓解他们的病痛方面起到了积极的作用。

　　抗癌药物可以分以下几类：烷化剂、抗代谢剂、抗生素、植物类抗肿瘤药、免疫抑制剂、杂类。以下列举几种做简单说明：

　　（一）烷化剂——塞替派

　　【别　名】 息安的宾、三胺硫磷、三乙烯硫代磷酰胺、TEPA

　　【英文名】 Thiotepa

　　【作　用】 因其有3个功能基团，可与DNA形成交叉联结，改变DNA的功能，影响癌细胞的分裂。临床用于乳腺癌、卵巢癌，也可用于肺癌、宫颈癌、黑色素瘤、食管癌、胃癌、肠癌、鼻咽癌、喉癌等。

　　【副作用】 （1）骨髓抑制，可引起白细胞及血小板下降，多在用药1~6周后发生。

　　（2）有恶心、呕吐、食欲不振及腹泻等胃肠道反应，个别有发热及皮疹等。

　　（3）可引起男性患者无精子、女性患者无月经。

　　【剂　量】 静脉注射或肌内注射，10mg/次，1次/天，5天后改为每周2

10　　五把最危险的"双刃剑"

次，疗程总量250mg。动脉或局部灌注，10～20mg/次，1次/天或每周2～3次，总量同上。膀胱灌注，用于膀胱癌手术后，将药物30～60mg溶于生理盐水中，浓度为1～2mg/mL，灌注膀胱，停留1小时，1～2次/周。

（二）抗代谢药——硫唑嘌呤

【别　名】义美仁、巯唑嘌呤、依木兰、咪唑巯嘌呤、AZP

【英文名】Azathioprine，Imuran

【作　用】本品为细胞代谢抑制剂，是巯嘌呤的衍生物，在体内转变为巯嘌呤而发挥抗肿瘤作用。本品也是一种免疫抑制剂。临床用于急性白血病、自身免疫性疾病等。现主要用于器官移植时抑制免疫排斥。

【副作用】（1）与巯嘌呤相似而毒性稍轻，可致骨髓抑制、肝功能损害、畸胎，亦可发生皮疹，偶见肌肉萎缩。

（2）肝功能不良患者及孕妇忌用。

【剂　量】口服，每天2～5mg/kg，依疗效与血象决定疗程。用于器官移植，每天2～5mg/kg，维持量每天0.5～3mg/kg。

（三）抗生素——阿霉素

【别　名】羟柔红霉素、羟正定霉素、ADR

【英文名】Adriamycin，Doxorubicin，ADM

【作　用】本品为广效抗肿瘤药，对机体可产生广泛的生物化学效应，具有强烈的细胞毒性作用。其作用机制主要是本品嵌入DNA而抑制核酸的合成。临床上用于治疗急性淋巴细胞白血病、急性粒细胞性白血病、霍奇金和非霍奇金淋巴瘤、乳腺癌、肺癌、卵巢癌、软组织肉瘤、成骨肉瘤、横纹肌肉瘤、肾母细胞瘤、神经母细胞瘤、膀胱瘤、甲状腺瘤、绒毛膜上皮癌、前列腺癌、睾丸癌、胃癌、肝癌等。

【副作用】（1）抑制骨髓造血功能，表现为血小板及白细胞减少。

（2）心脏毒性，严重时可出现心力衰竭。

（3）可见到恶心、呕吐、口腔炎、脱发、高热、静脉炎及皮肤色素沉着等。

（4）少数患者有发热、出血性红斑及肝功能损害。

【剂　量】静脉注射，每次40～60mg/m^2，2～3周1次。或每天20mg/m^2，连续3天，间隔3周再给药。目前认为总量不宜超过450～550mg/m^2，以免发生严重心脏毒性。

（四）植物类抗肿瘤药——依托泊苷

【别　名】足叶乙苷、依托扑沙、VP16

【英文名】Etoposide

【作　用】本品为细胞周期特异性的抗肿瘤药。主要是抑制中期分裂细胞，抗癌谱较广。其抗癌作用机制是抑制核苷转移，抑制DNA、RNA及蛋白质的合成。临床用于白血病、小细胞肺癌、恶性淋巴癌、卵巢癌、绒毛膜癌、睾丸癌、膀胱癌、前列腺癌等。

【副作用】（1）常见有胃肠道反应、白细胞和血小板减少、脱发等。

（2）个别患者可出现寒颤、发热、心跳过速及支气管痉挛等过敏反应。

（3）心功能、肝功能、肾功能不全者禁用。孕妇及对本药过敏者慎用。

【剂　量】用5％葡萄糖注射液或生理盐水稀释本品，每毫升不超过0.25mg的浓度后，缓慢滴注，时间不少于30分钟。

（五）免疫抑制剂——环磷酰胺

【别　名】环磷氮芥、癌得散、癌得星、安道生、CPM

【英文名】Cyclophosphamide（Cytoxan，Endoxan，CTX）

【作　用】本品为最常用的烷化剂类抗肿瘤药，进入体内后，在肝微粒体酶催化下分解释出烷化作用很强的氯乙基磷酰胺（或称磷酰胺氮芥），而对肿瘤细胞产生细胞毒作用，此外本品还具有显著免疫作用。

临床用于恶性淋巴瘤，多发性骨髓瘤、白血病、乳腺癌、卵巢癌、宫颈癌、前列腺癌、结肠癌、支气管癌、肺癌等，有一定疗效。也可用于类风湿关节炎、儿童肾病综合征以及自身免疫疾病的治疗。

【副作用】（1）骨髓抑制，主要为白细胞减少。

（2）泌尿道症状主要来自化学性膀胱炎，如尿频、尿急、膀胱尿感强烈、血尿，甚至排尿困难。应多饮水，增加尿量以减轻症状。

（3）消化系统症状有恶心、呕吐及厌食，静脉注射或口服均可发生，

10　五把最危险的"双刃剑"

大量静脉注射3～4小时后即可出现。

（4）常见的皮肤症状有脱发，但停药后可再生细小新发。

（5）长期应用，男性可致睾丸萎缩及精子缺乏；妇女可致闭经、卵巢纤维化或畸胎。孕妇慎用。

（6）偶可影响肝功能，出现黄疸及凝血酶原减少。肝功能不良者慎用。

【剂　量】口服，抗癌用，0.1～0.2g/天，疗程量10～15g；抑制免疫用，50～150mg/天，分2次服，连用4～6周。静脉注射，4mg/kg，1次/天，可用到总剂量8～10g。

目前多提倡中等剂量间歇给药，0.6～1g/次，5～7天/次，疗程和用量同上，亦可1次大剂量给予20～40mg/kg，间隔3～4周再用。

（六）杂类——氨鲁米特

【别　名】氨基道眠能、氨苯呱酮、氨格鲁米特

【英文名】Aminoglutethimide

【作　用】本品为肾上腺皮质激素抑制药和抗肿瘤药。对胆固醇转变为孕烯醇酮的裂解酶系具有抑制作用，从而阻断肾上腺皮质激素的合成。在外周组织中，它能透过阻断芳香化酶抑制雌激素的生成，从而减少雌激素对乳腺癌的促进作用，起到抑制肿瘤生长的效果。

临床主要用于皮质醇增多症（库欣综合征）及绝经后或卵巢切除后的晚期乳腺癌（尤其是有淋巴、软组织和骨转移）。

【副作用】（1）有嗜睡、眩晕、头痛、共济失调等中枢神经症状。

（2）有恶心、呕吐、腹泻等胃肠道反应。

【剂　量】口服，250mg/次，2～3次/天，共2周。维持量，250mg/次，3～4次/天。

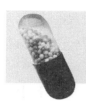

第五节　常见的毒品药物

一、什么是毒品

毒品一般是指非医疗、科研、教学需要而滥用的有依赖性的药品。在药学上它被称为依赖性药物，主要是指麻醉药品和精神药品，其中不少还是目前临床上在应用的药物。被称为毒品主要是由于它们被滥用而使人依赖成瘾。

在我国，根据1990年12月28日第七届全国人大常委会第十七次会议通过的《关于禁毒的决定》，专指鸦片、海洛因、吗啡、大麻、可卡因，以及国务院规定管制和其他能够使人形成瘾癖的麻醉药品和精神药品。

有些依赖性物质，既是药物，又是毒品，服用这种物质是否属于服用毒品，取决于获得药物的具体情况。如因患病合法服用鸦片类药物（如晚期癌症患者），不属于犯罪，而非法获得和服用鸦片类药物，则构成犯罪。

毒品的危害在于它能使人产生依赖性和发生耐受性，而且相当顽固。有道是"一日吸毒，十年戒毒，终生想毒"，就是其顽固性的最好写照。所谓药物依赖性，是由药物与机体相互作用所造成的一种精神状态，有时也包括身体状态，表现为一种强迫性地或定期服用该药的行为和其他反应，通俗地讲，就是需持续用药，一旦停药，躯体上即产生难以忍受的痛苦，精神上产生强烈的心理渴求。它们能使人形成一种强制性的重复用药倾向，以获取强烈的欣快感和特异的松弛宁静感。所谓耐受性是指长期用药后，该剂量的药物对个体作用减弱，须加大剂量才能达到原有作用强度。

所以，我们对药物的认知，应该有"药能治病，也会伤身"的观念。将药物善加利用，它才是治疗良方，要是盲目地将它误用、滥用，不但会招致身体严重不适，还会让它变成危害人体的毒药。换言之，"药就是毒"，二者是一体两面的。是毒还是药，就要看个人以什么动机去服用了。

举例而言，FM2于1976年上市，它原先被药厂设计为镇静安眠的作用，可治疗严重的睡眠障碍，而且它的副作用比传统的巴比妥还来得轻微，可说是目前在治疗失眠上的首选药物之一，除非长期服用才会产生依赖性和副作用。但是，目前FM2却常常遭人误用，其中最令人痛心的就是不肖之徒利用它来为非作歹，把原制造者的苦心完全糟蹋了。而社会大众把罪过全都一味地出气于FM2头上，这对FM2其实是有欠公平的。

二、最常被滥用的物质及药物

随着时代的变化，被滥用的物质种类不断推陈出新，任何物质及药物都潜藏着被滥用的危险。广义的物质（药物）滥用，其实还包括了酒精滥用、感冒药剂滥用，以及其他催眠、镇静药剂的滥用，就连烟、酒、槟榔等其实也包括在内。而在药物滥用方面，早年是鸦片、强力胶、速赐康、可卡因、大麻的天下，近代则流行安非他命和成瘾性、毒性都很高的海洛因，及至近年来经常出现的摇头丸、摇脚丸，不但荼毒青少年的身体，也危及整个社会秩序。

以下针对最令人关注的滥用药物，分类做解释：

（一）会影响精神的物质

（1）中枢神经抑制剂：例如FM2（即催眠镇静剂，包括苯巴比妥和苯二氮平）、强力胶或溶剂、K他命（Ketamine）、蝴蝶片、液态快乐丸（GHB）等。

（2）中枢神经兴奋剂：包括可卡因，安非他命、快乐丸（MDMA）。

（3）迷幻剂类：包括LSD（乙二胺）、PCP（天使尘）。

（二）麻醉药品

（1）鸦片类：可分为鸦片类，包括海洛因、吗啡、可待因、罂粟；合成类，包括配西汀（Demerol）、速赐康（Pentazocine）。

（2）古柯类：包括可卡因。

（3）大麻类：包括大麻烟、大麻脂、大麻浸膏。

国内药物被滥用已呈多元化趋势，从精神医疗院所通报的资料显示，国人滥用药物的种类以海洛因较多，而近年来警政单位在各种俱乐部查获的流行药物，例如K他命、摇头丸与大麻等亦日渐增多。所以，其未来滥用的趋势，是值得社会各界多加关注。

以下是简单列出大家耳熟能详的毒品药物名称、俗名和这类药物对生理及心理的影响及不良症状。

1. 鸦片（Opium）

（1）俗名：福寿膏、芙蓉膏。

（2）对生理、心理的危害：①具高度心理及生理依赖性，一旦成瘾极难戒治。②过量服用会造成急性中毒，症状包括昏迷、抑制呼吸而致死、瞳孔变小。③戒瘾非常痛苦，如果知觉错乱，会造成意外伤害。

（3）戒断症状：打呵欠、盗汗、流眼泪、流鼻水、皮肤起疙瘩、失眠、焦虑不安、易怒、发抖、呕吐、腹痛、肌肉痉挛、皮肤虫咬感。

2. 可卡因（Cocaine）

（1）俗名：快克、SNOW。

（2）对生理、心理的危害：①产生兴奋、发抖、心跳加速、血压上升、被害幻想。②长期滥用或抱着仅借可卡因狂欢几天的侥幸心理同样危险，很容易在不知不觉中造成过量而导致衰竭、呼吸抑制而致死。③毒害会祸延至下一代，滥用可卡因的母亲生产的婴儿，猝死率高，甚至出现禁断症状。

3. FM2（Flunitrazepam 2mg）

（1）俗名：十字架、迷奸药、约会强暴丸。

（2）对生理、心理的危害：①FM2属于苯二氮平类安眠镇静剂。②急性中毒，会因中枢神经极度抑制而产生呼吸抑制、骤降、脉搏减缓、意识不清及肝肾受损，终至昏迷而死。

（3）戒断症状：让服用者产生焦虑、失眠、忧郁、发抖、晕眩、妄想、痉挛等症状。

与FM2类似品还有二氮平（安定、烦宁）、二唑他（小白板）、三氮二氮平（蝴蝶片）等。

10 五把最危险的"双刃剑"

4．西可巴比妥（Secobarbital）、异戊巴经妥（Amobarbital）、甲奎酮（Methaqualon）

（1）俗名：红中、青发、白板。

（2）对生理、心理的危害：①三者皆属于巴比妥制剂，长期服用会导致失眠、长期疲劳、记忆力、判断力及思想受损、抑郁、情绪问题恶化、反应迟钝、呼吸困难、晕眩。吸食者会有蛋白尿、血紫质尿、低钙血症。最重者则有叶酸代谢异常。②造成心理及生理依赖，耐药性强，产生欣快感之剂量与致死量差距甚小，长期大量服用一旦小量增加即可致死。

（3）戒断症状：头痛、恶心、呕吐、虚弱、焦虑不安、易怒、失眠、盗汗、发抖、痉挛。

5．Ketamine

（1）俗名：卡门、K他命、K仔、Special K。

（2）对生理、心理的危害：①具有成瘾性，戒瘾非常痛苦。②心搏过速、血压上升。③伤害中枢神经，引起精神错乱、视眼幻觉、无法说话、失眠、暂时性失忆，身体失去平衡等症状。

6．MDMA

（1）俗名：摇头丸、快乐丸、狂喜。

（2）对生理、心理的危害：①具有成瘾性，MDMA中毒的主要特色，是体温升高可高达43℃而导致死亡。②服用后，会兴奋中枢神经并具迷幻性作用。食欲不振、牙关紧闭、磨牙、口干、恶心、运动失调、流汗、疲倦及失眠。③常因运动摇晃过度，造成缺水、体温过高、痉挛及死亡。

7．安非他命

（1）俗名：安公子、冰块、冰糖。

（2）对生理、心理的危害：①此类药具有成瘾性。②产生头痛、眩晕、厌食、体温上升、心悸、倦怠感、不眠症、肌肉震颤、局部抽搐、烦躁、情绪不安、焦虑、恶心、呕吐、盗汗、腹痛或强迫性反复动作。

（3）戒断症状：包括沮丧忧郁、全身乏力、睡眠异常、焦虑易怒。

8．海洛因（Heroin）

（1）俗名：四号、白粉。

（2）对生理、心理的危害：①具有成瘾性，戒瘾非常痛苦。许多国家皆已列为禁止医疗服用。②滥用者多以静脉注射，但因共用针头，会衍生病毒性肝炎、艾滋病、静脉炎及细菌性感染。

（3）毒性较吗啡强10倍，极易中毒，戒断症状甚强。

9．大麻（Cannabis marijuana hemp）

（1）俗名：草仔、麻仔、老鼠尾巴。

（2）对生理、心理的危害：①长期吸食大麻的男性，其精液中的精虫数量、活动力及构造上均会造成不正常现象。②吸食大麻的女性会导致月经不正常、排卵困难。怀孕妇女吸食大麻，更会造成早产、畸形，以及婴儿体重偏低的现象，神经系统的活动可能也有变化，而产后泌乳激素浓度也会偏低。③长期大量吸食大麻，罹患肺部疾病概率会增加。

（3）戒断症状：包括易怒不安、食欲减退、失眠、出汗、震颤、恶心、呕吐。

10．强力胶或溶剂

（1）俗名：炼丹。

（2）对生理、心理的危害：①慢性中毒，引起贫血、智力减退、暴躁、肌肉萎缩、呼吸困难。吸食者会有铅中毒的症状，包括重复发作的流鼻血及口鼻溃疡、影响小脑平衡及呼吸系统纤维化。②因气管吸入呕吐物或未将塑胶袋移开而造成呼吸窒息死亡，亦造成心脏衰竭突然致死。也常因心律不齐、以及衰竭、吸入呕吐物导致死亡。

11．速赐康（Pentazocine）

（1）俗名：孙悟空、猴仔、速死坑。

（2）对生理、心理的危害：①服用后，会有幻觉、错乱、轻度的镇静、嗜睡、眩晕、摇晃、发汗、麻木感、兴奋不安、头痛、痉挛、意识障碍、复视。②长期服用会导致成瘾，对肝、肾、中枢神经系统造成伤害。

（3）戒断症状：与鸦片类相似。

12．麦角乙二胺（Lysergide—LSD）

（1）俗名：摇脚、一粒沙、ELISA、加州阳光、白色闪光Acid。

（2）对生理、心理的危害：滥用麦角乙二胺所引发的生理反应，包括头痛、恶心、呕吐、妄想、幻觉、恐慌、丧失食欲、失眠、肌肉僵直及发抖、行为无法控制的危险，过量可造成精神病甚至死亡。

（3）中毒后会看到鲜艳色彩，产生血压上升、汗腺及唾液腺分泌增加、体温升高、心跳加速、无法预测的自我机能障碍、性情不安、精神分裂症、思想被干扰、瞳孔放大及对光线反应过度，甚至有自残、自杀等暴力行为，同时易导致意外死亡。

13．苯环利定（Phencyclicin）

（1）俗名：天使尘、Love-boat。

（2）对生理、心理的危害：①会阻碍痛觉接受器的功能，对痛的反应减少，服用者可能发生自我伤害行为而不自知。②服用者也会发生情绪失调的情况，例如瞳孔扩散、忧郁和焦虑，甚至产生幻觉（尤其是幻视及幻听）。高剂量的PCP还会造成抽搐、昏迷、心肺衰竭或脑部血管破裂。③PCP会阻碍大脑新皮质区的功能，影响人体的智慧和察觉能力。

14．GHB（Grorgia home baby）

（1）俗名：液体快乐丸、G、Liquid ecstasy。

（2）对生理、心理危害：①恶心、呕吐、呼吸困难、头痛、失去意识、昏迷及死亡，与酒精并用会加剧其危险性。②在美国GHB与Ketamine和FM2同列为约会强暴丸。

（3）戒断症状：失眠、焦虑、颤抖及流汗。

三、物质滥用所产生的依赖性

物质滥用有一个大家较熟悉的名词，叫做成瘾性，而世界卫生组织则以"依赖性"一词取代成瘾性。依赖性可分为生理依赖及心理依赖两种。

（1）生理依赖性：是指长期用某种药之后，身体会出现耐受性及戒断症状两种现象。一般来说，吸毒者吸食的越多毒素就会越重，之前只要一点剂量就能满足、过瘾，但长期下来不但要加重剂量，连吸毒的频率也要增加才能达到满足，这种重复服用药物之后，必须增加药量才能达到像以前所能期望的效果，这就是耐受性。另外，对于成瘾性物质产生依赖（或上瘾）后，如果该物质一旦终止服用时，就会出现戒断症状（例如流泪、打哈欠、出汗、紧张、呕吐、腹痛、抽筋、痉挛、失眠等现象）。随着滥用物质的不同，戒断症状也会有所不同，只是每当有焦躁、极度不安的身体症状时，吸毒者就会有强烈需要再服用药物欲望。

（2）心理依赖性：就是为了得到快感和刺激而持续性或周期性的服用药物，来达到精神上的满足、慰藉。

四、戒毒才是唯一重生的机会

染上毒瘾的人，自己不能停止服用该药物，如果真有决心要去除毒瘾，就必须就医接受专业医师的协助。

戒毒过程中，生理的戒断症状所造成的不舒服，是有药品可以协助，在医疗上容易达到目的。例如美沙酮（Methadone）就能减轻依赖鸦片类药物人士戒毒时的不舒服症状，避免他们受到引诱再次吸毒，也可以治疗急性的吗啡中毒。不过，美沙酮无法完全戒断毒瘾，只是一种替代品，服用多量时，仍会产生毒瘾，但对于未能完全戒除毒瘤的人，是可以借美沙酮代替毒品，然后逐步减少服用美沙酮的剂量，以达到戒毒目的。其他还有拿淬松（Naltrexone）、丁基原啡因（Buprenorphine）都能运用在吗啡、海洛因成瘾的维持治疗上，都有不错的疗效，但是这种戒瘾药都是必须经由医师诊断才能服用。

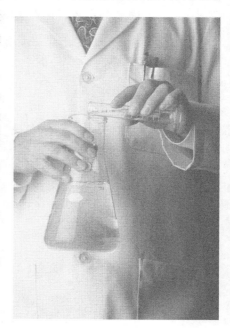

不过，吸毒者要克服的，最终也最主

10 五把最危险的"双刃剑"

要的就是自己的心理因素了。毕竟，生理的毒瘾易戒，心瘾却难除。吸毒者要学会善用戒瘾辅导资源，了解药瘾治疗方法，整合医疗教育、宗教、法律、警政单位、辅导团体力量，向毒品勇敢说不。只有坚决拒毒、戒毒，才是唯一让生命自由的机会。

小常识

尊重生命，拒绝毒害

在此，提供拒绝毒害的7个妙招，让自己从此远离毒害吧！

（1）摒弃不良嗜好。

（2）不要放任好奇心，不要以身试毒。

（3）尊重自我，勇敢说不。

（4）建立正当的情绪舒解方法。

（5）正确把握用药观念。

（6）远离是非场所。

（7）提高警惕性，不随便接受陌生人的饮料、香烟。

第 *11* 章

西药的自行管理

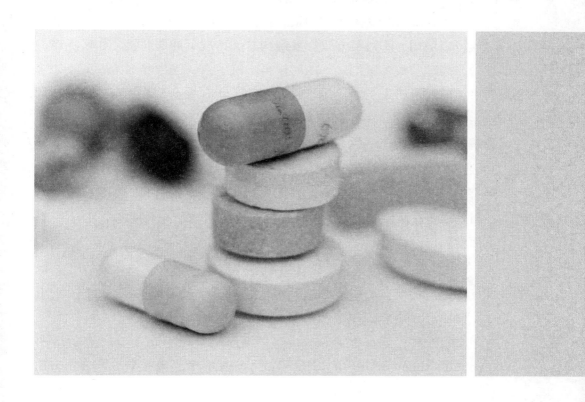

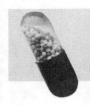

第一节　家庭保健箱

一、家庭需备什么药

生活中，家庭常备有一些应急小药是非常必要的，它可以帮助我们即时控制或治疗一些小疾病，或是在去医院前做一些临时处理，一般来说，家庭常备药有三类，即：常用药、急救用药与滋补用药。

常用药主要是小病用药，而小病用药一般包括治疗感冒的感冒冲剂、治咳嗽的甘草片、头痛时用的阿司匹林、胃痛时服用的颠茄以及便秘时候的果导片等，这类型小病一般为家庭多发病，而且吃上一两次药就能药到病除。需要注意的是，如果几天都不能好的话，还是需要就医，以免耽误病情。

一般还需要准备一些家用抗生素，比如先锋4号、先锋6号之类。感染发烧的时候可以服用，不过最好是在发烧同时又出现了局部症状（如喉咙痛、局部红肿胀痛、咳痰、腹泻等）的时候再吃抗生素。因为非细菌感染（如普通感冒一类的病毒感染）吃抗生素是无效的。还有一点需要注意的是，一旦服用抗生素，就必须足量连续用3天。如果经常小量常吃，容易培养抗药细菌，影响今后服用此类药物的效果。而且家用抗生素的使用不能超过1个星期，3天还无法起效的话应该看医生。

还有一些有慢性病患者的家庭，比如高血压、心脏病等，需要每天服用药物，因此需要在医生的指导下准备好足够的药物，以备不时之需。

下面就列出一些家庭常用药：

（1）感冒类药：如感冒清、感冒通、板蓝根冲剂、速效伤风胶囊、银翘解毒片等。

（2）解热止痛药：如止痛片、扑热息痛、阿斯匹林等。

（3）抗生素：如乙酰螺旋霉素（Acetylspiramycin）、复方新诺明（Compound sulfamethoxazole, SMZ–TMP, SMZco）、氟哌酸（Norfloxacin baccidal; Brazan; Floxacin; Norxacin; Horoxine）、黄连素（Berberine）、头孢氨苄胶囊（Cefalexin capsules，先锋4号）等。

（4）消化不良药：如多酶片、复合维生素B、吗丁啉（Domperidone tablets）等。

（5）胃肠解痉药：如654-2片、复方颠茄片等。

（6）镇咳祛痰平喘药：如咳必清（Enrofloxacin soluble powder）、必嗽平（Bromhexine）、咳快好（Benproperine）、舒喘灵（Albuterol）等。

（7）抗过敏药：如扑尔敏（Chlorphenamine maleate）、赛庚啶（Cyproheptadine）、息斯敏（Astemizole）等。

（8）通便药：如果导片、大黄苏打片等。

（9）镇静催眠药：如安定、苯巴比妥等。

（10）解暑药：如人丹、十滴水、藿香正气水等。

（11）外用止痛药：如伤湿止痛膏、关节镇痛膏、麝香追风膏、红花油、活络油等。

（12）外用消炎消毒药：如酒精、紫药水、红药水、碘酒、高锰酸钾、创可贴等。

（13）其他类：风油精、清凉油、季德胜蛇药、84消毒液、消毒药棉、纱布胶布等。

急救用品也是家庭应备物品之一，美国红十字会列出的急救用品有以下这些：活性炭、有催吐作用的吐根糖浆、胶带、抗生素软膏、各种规格大小的创可贴、毯子、冰包、一次性手套、纱布垫和绷带卷、三角绷带、手部清洁剂。而如果家里有冠心病或哮喘病老人的，还应该准备好硝酸甘油（Nitroglycerol）、氨茶碱（Aminophylline）与止喘喷剂并放在固定显眼的地方，保证紧急情况时能迅速取用。

补药是正常膳食之外的额外补充。其实只要营养平衡，一般情况下是不需要特意准备补药的，只是某些老人和小孩需要适当的补充钙质。

一般说来，家里备用药越简单越好。内服药阿司匹林，不舒服就吃半片或1片。外用药清凉油（旧称万金油），跌打损伤、无名肿痛，都可涂敷。这两种药就可治不少病。家庭备药不要贪多，最好选用老牌药，而且要注意定期检视，保证安全。

还有一点需要注意的是，小孩子生病往往发病急，变化大，而孩子自己又缺乏准确表达身体情况的能力，应去医院诊治，而老年人是疾病高发人群，体质虚弱，如果突发急病或者原有的慢性病突然变化，也应即时去医院诊治。

二、家庭常用的消毒药物有哪些

家庭最常用的消毒方法多以物理方法为主，如高温消毒、烈日暴晒，但有许多物品无法采用高温消毒法，只能采取化学药物薰蒸、浸泡、喷洒等方法。

常用的消毒药物有如下几种：

（1）高锰酸钾：它是一种强氧化剂，能使细菌体内的蛋白质变性而导致细菌死亡。用法是将1g高锰酸钾与1 000mL水（1kg）配成溶液，将消毒物品浸泡于其中10分钟，即能杀死一般的细菌和病毒。用于蔬菜、瓜果消毒时，则可配成0.01% ~ 0.02%浓度，浸泡10 ~ 20分钟，可杀灭病菌和病毒，取出后用清水冲洗干净，即可食用。

（2）甲醛：其水溶液又叫福尔马林，常用来对一些不宜煮沸消毒、浸泡消毒的物品进行薰蒸消毒，如将传染病患者穿过皮毛类衣物，散开挂在密闭的柜内，每立方米用药12 ~ 15mL，持续时间6 ~ 24小时，消毒后，要通风除去气味。

（3）过氧乙酸：也叫过氧醋酸，能杀灭各种细菌、病毒、真菌、细菌芽孢，消毒效果很好。用清洁水把过氧乙酸稀释成0.2% ~ 0.5%的浓度，可以消毒塑胶制品、玻璃制品、人造纤维、家具表面、金属器械等。过氧乙酸分解的产物为醋酸、水和氧，对人无害，也可用来消毒皮肤，清洗污染的手。

（4）漂白粉：是一种白色粉状物，主要成分是次氯酸钙，具有漂白作用；市场上出售的漂白粉一般含有效氯25% ~ 30%，价格便宜、灭菌消毒作用也较好，如在患者粪便、痰液中撒入漂白粉混合，即可杀死病菌、病毒。

也可配成1%～3%浓度的溶液，待其澄清后，取澄清液进行消毒，可用来喷洒房间、涂擦器具、清洁厕所等。

（5）洗必泰：含氯类的清洁消毒剂，无刺激性、无腐蚀性，对细菌有强大的杀灭作用。浓度为0.02%～0.1%的溶液，可用于蔬菜、水果、衣服等的消毒，应浸泡10～30分钟。浓度为0.02%～0.05%的溶液，可用于消毒皮肤和伤口，作用时间3分钟。

（6）新洁尔灭：是阳离子除污剂，具有抗菌、去污作用。可用于皮肤、黏膜、手的消毒，也可用于金属器械、橡胶制品、饮食用具、玻璃制品等的消毒。0.1%浓度的新洁尔灭可用于家具、饮具等物品的消毒。0.02%～0.1%溶液可用于冲洗消毒尿道、阴道。

（7）煤酚：俗名叫来苏儿，3%～5%浓度溶液可对患者用具、排泄物和环境进行消毒。

三、家庭常备药物应注意什么

一般家庭必须储备一些常用药品，并应注意以下几个方面：

1. 清楚使用方法

用原包装物包装，这样便于识别，服用时便于掌握方法、剂量。如无原包装，应选用清洁、干燥的小瓶装药，并将药物的名称、服法、剂量等写清楚贴在包装瓶上。同时最好写一张药品明细表，分内服药、外用药两大类，再按药品名、用途、用量、用法、注意事项、失效期等列表，一旦需要即可查表，能够起到方便、安全用药的作用。

2. 合理储存

药物经常会因为光、热、水分、空气、酸、碱、温度、微生物等外界条件的影响而变质失效，所以储存时一定要注意以下几点：

（1）避光：西药大多是化学制剂，阳光中紫外线能加速药物变质，特别是维生素、抗生素类药物，遇光后都会使颜色加深，降低药效，甚至会变成有害的有毒物质。因此家庭保存的药物最好分别装入棕色瓶内，这样才能避免紫外线对药品产生作用。

（2）密封：空气中的氧气能使药物氧化变质。所以，无论是内服药还是外用药，用后一定要盖紧瓶盖，以防药物氧化变质失效。

（3）干燥：有些药品极易吸收空气中的水分，导致变质，如阿司匹林就是一种易吸潮的代表药，吸收水分后便开始缓慢分解成水杨酸和醋酸，产生浓烈的酸味，对胃的刺激性大大增加。

（4）阴凉：温度也使药物产生化学反应，而且药物的化学反应随温度的上升而加快，温度上升10℃，化学反应速度可增加 2 ~ 4 倍。因此，药品的存放位置，应选择在家中最凉爽处。还有部分易受温度影响的药品，如胎盘球蛋白、利福平眼药水等，可以放入冰箱内保存。

3．安全存放

（1）首先，每种药都应注明药名、用量、用法、适应证及不良反应，凡未经医生明确诊断的病，不能自己随便服药。

（2）内服药与外用药应分别放置，以免忙中取错。还有家庭用的化学制剂，比如消毒、灭蚊、灭蝇药，绝不可同药品混放，以免发生意外。

（3）药品应放在安全的地方，防止儿童或者精神异常的患者拿到，偷服、误服发生中毒。

4．定期检查

（1）药品均应注明有效服用期和失效期，过了有效期便不能再服用，否则会影响疗效，甚至会带来不良后果。散装药应按类分开放置，并贴上详细的标签，写明存放日期、药物名称、用法、用量、失效期，每年应定期对备用药品进行检查，即时更换。

（2）一般 3 至 6 个月就需要定期检查药品是否超过有效期或变质失效。没有注明有效期的药品，可以从外观上加以鉴别。以下情况如果发生，则不可再用：片剂松散、变色；丸剂粘连，霉变或虫蛀；胶囊剂的胶囊粘连、开裂；糖衣片的糖衣粘连或开裂；散剂严重吸潮、结块、发霉；眼药水变色、混浊；软膏剂有异味、变色或油层析出等。

四、家庭用药的基本常识

（1）无论是片剂、胶囊还是丸散类，只要是需经口服的药物，都要溶解于水中才易于吸收产生药效。吃药干吞或喝水很少都比较危险，因为药片会黏附在食管壁上或滞留在食管的生理狭窄处，而食管内的黏液会导致药片的表层部分溶解，使药物在某一局部的浓度过高，有些高浓度药物会对黏膜产生很大的刺激和腐蚀作用。比如常用的阿司匹林、维生素C、碳酸氢钠等，如果黏附于食管壁的时间过长，轻则刺激黏膜，重则可导致局部溃疡。特别是长期卧床的患者和老年人，应在服药时和服药后多喝水（不少于100mL），以防止药物在胃内形成高浓度药液而刺激胃黏膜。

（2）抗酸药物与某些药物的相互作用。氨基糖苷类抗生素、四环素族、多酶片、乳酶生（Lactasin）、泼尼松（Prednisone）、地高辛、普蒂洛尔（Propranolol，心得安）、维生素C、地西泮（Diazepam，安定）类药、铁剂等均不可与抗酸药合用，因合用后有的可使药物疗效降低甚至丧失药效，有的会增强药物毒性作用，如强心剂在与抗酸药物合用可加大毒性反应。还有胃酸多的人通常需要服用的胃舒平、碳酸氢钠等抗酸药，在临床上也与很多药物不能同时合用。

（3）药物间隔要合理。要做到延长药效保证药物在体内维持时间的连续性和有效的血浓度，就必须改变不合理的用药间隔时间。药物间隔不合理会影响疗效，甚至还会造成一些不良反应，尤其是抗生素类和一些治疗指数小的药物，更需要准确把握服药间隔。

1）抗心律失常药、抗心绞痛药（日服量），应根据发作规律给药。

2）抗生素类药应改为每8小时给药1次，或将原用药时间的早8点，中午12点，下午5点改为早7点，下午3点及晚11点（或睡前）。

3）肌内注射每天2次应定为早7点晚7点或早8点及晚8点为适宜。

（4）口服药物与食物的关系。一般服用西药不用忌口，但有的食物中某些成分能与药物发生反应，会影响药物的吸收和利用，应给予指导。这点已经在其他章节中予以说明，此时不再赘述。

11 西药的自行管理

五、家庭用药的原则是什么

（1）不可随便：首先要明确诊断。症状是疾病诊断的依据之一，随便用药会掩盖症状，造成医生的诊断困难，甚至误诊。所以在明确诊断之前，最好不要随便用药。如发烧时先要查清原因，不要动不动就用抗生素，腹痛原因不明时，切忌打止痛针，否则不仅增加患者负担，更严重的是遮盖症状，延误病情；再者，药物有双重性，既能治疗疾病，也可能导致疾病，严重者还可能危及生命。因此，无严重症状时最好不要服药，尤其是镇痛类、解痉剂、可的松类等药物，尽量以少用为佳。

在明确诊断的同时，还要了解其他并存的疾病及过敏史，对过敏体质及有过敏史的人，用药要特别慎重。如对青霉素、磺胺类药过敏的人，可选用其他抗菌药物；而心绞痛伴有支气管哮喘的患者，服用心得安，可加重支气管痉挛。患有慢性肝病的患者，应避免应用对肝脏有损害的药物，以防进一步损害肝脏，加重病情。老年哮喘患者要了解有无高血压史，否则选用肾上腺素治疗，可能会发生危险。

（2）注意方法：服药除了要注意时间、次数外，尚需注意方法。绝大多数药物都需要用水送服的，但有些药物如硝酸甘油片宜舌下含服，这样可以不经肝脏的破坏而保证药效，而酵母片则宜嚼碎后吞服。

（3）掌握剂量：用药一定要按剂量，不可任意加大剂量或过早停药。超量服用可产生不良反应，甚至可引起死亡。如青霉素杀菌浓度以最低抑菌浓度的5～10倍为佳，高于此浓度杀菌能力并不增加，反而会增加毒性反应；老年人和小孩不注意退烧药物的剂量，可因出汗过多而使体温骤降，引起虚脱；哮喘患者服氨茶碱，用量过大会使心跳加快。所以用药剂量，必须严格遵守医嘱。

（4）注意相互作用：临床上联用两种或两种以上药物的目的，在于能取得更好的疗效。但某些两种以上药物同时服用，彼此可产生相互作用，有时可使其中一种药物降低药效或有时会引起不良反应。如青霉素类合用，其抗菌效力不及单独服用时；磺胺嘧啶钠针剂（Sulfadiazine sodium）

加入葡萄糖液中，时间稍长即可析出结晶性沉淀；服用氨基糖类抗生素（Aminoglycosides）时，如果同时服用速尿或利尿酸，常可加重听觉神经的损害；土霉素（Terramycin）等肠道杀菌药与整肠生同时服用，会使整肠生失效，因为整肠生是一种双歧杆菌制剂，可调节肠道菌丛失调；氯丙嗪引起的血压过低，如用肾上腺素升压，不但不能使血压上升，反而使血压更加急剧下降。因此若要一次同服数种药物时，应经医生或药剂师指导，以免因药物的相互作用而失效。

六、家庭用药的九大错误

（一）错误一：药越贵越好，剂量越大越好

很多人受病痛的困扰，只想着快点治好病，而不在乎药物价格，觉得价格贵的才是好药，这样病才会好得快、才安全。而实际上，最昂贵的药不一定是最好的。还有的人误以为服药剂量越大，见效就越快，疗效也就越好，便随意加大剂量，这样做是十分危险的。通常按照治疗量服用即可获得良好效果，要知道超量服用可引起中毒。专家提醒说，能吃药的别打针，能打针的别打点滴，能用小剂量就不要用大剂量，只要能治病，够安全，那就是好药。

（二）错误二：药物有毒副作用，剂量偏小更安全

有人害怕药物有毒副作用，认为小剂量使用比较安全。其实这样非但达不到疗效，反而贻误了病情，还会使病菌产生耐药性，影响以后的治疗。

（三）错误三：症状缓解即可停药，服药时间长不好

药物的疗效取决于在血液中保持一定时间的恒定浓度。如不按时服药，保证有效的血药浓度的维持，那就无法控制病情，达不到治愈疾病的目的。同时，药物治疗需要一定的时间。如尿路感染需要7~10天，才可治愈。若用药两三天，症状有所缓解就停药，拖延时日，容易造成慢性感染，使病情加剧。

（四）错误四：一种药物没作用就要立刻换一种

药物显示疗效需要一定时间，如伤寒用药需3~7天，结核病需半年。有些患者毫无耐心，一旦未出现疗效，便随意换药，这样不仅使治疗复杂化，

而且一旦出了问题，也难以找出原因，耽误即时治疗处理。

（五）错误五：只要对症，不必看人用药

有调查发现，很多父母会将成人用的药品给孩子服用，以为只要对症就能治病，这种做法是非常危险的。要知道，有些抗生素对骨骼发育会产生抑制作用，虽然对成年人没有害处，但孩子确实不能服用的，因此儿童用药时一定要遵照医生嘱咐。

（六）错误六：互为禁忌的药品同时服用、随意增减服药剂量

得病后，不要盲目乱用药，一定要看清药品的禁忌说明。互为禁忌的药品不要同时服用，以免发生危险。

（七）错误七：随意用药严重

不要轻信广告或者自我对症诊断，不要自行延长或中止服药疗程。用药时应遵医嘱或按照说明书服用，对于需要长期用药的最好在医生的指导下适时调换药物，以免产生对某一药物的耐药性。

（信）错误八：储备药品越多越好

很多人都会有以防万一、多多益善的想法，于是在家里储备很多很多的药，不管这些药是不是经常用得着。但是这样其实并不好，药物存放太久容易变质，所以药品最好随用随买。

（九）错误九：备好药品即可，毋须定期检查

很多家庭未曾清理过备用药品，也未注意过家用药品是否要避光、低温保存。曾经就有因服用过期药品而致病的案例，专家还举例说，长期服用高温下软化的降血压药片会产生副作用。因此药物一定要定期检查，并要保证药物的合理储存。

七、胰岛素注射注意事项

胰岛素是1型糖尿病患者需要长期皮下注射的药物，以维持体内正常代谢和生理功能，有的患者需要连续注射几年、几十年，甚至终身替代治疗，因此很多人都选择自行注射用药。如何保证胰岛素发挥最大的作用，减少不良反应，也就成为了家庭用药一个非常重要的课题。

长期在同一部位注射胰岛素，由于注射范围小、针眼密集，会对局部组织产生反复的机械刺激，药液压迫造成局部组织血液循环障碍、组织缺血，影响胰岛素的吸收，而严重者可导致功能障碍。

要避免上述问题的出现，可采用上下肢、腹部等多部位轮流注射，这样可使注射点分散、注射面积扩大，轮流在各不同部位皮下注射，各注射部位均有间歇期，可使受到机械刺激后的组织得到恢复，药物吸收充分，不易产生不良反应。

轮流在多部位注射胰岛素时，还应该结合患者具体情况如季节、膳食、运动、血糖或尿糖等，利用各个部位在单位时间内对胰岛素吸收的差异，根据不同时间、不同情况选择不同部位注射，以达到安全、有效的使用胰岛素的目的。

八、室性早搏服药方法与时间

室性心律失常，以定性早搏最常见。室性早搏可见于冠心病或其他心脏病，也可发生于无明显器质性心脏病的健康人。一般不频发的室性早搏可在家庭内进行治疗和护理。

（1）定性早搏在昼夜间的发生规律：早晨为7～9点；下午为14～15点；晚上为18～20点。

（2）给药原则：根据患者发病规律，在室性早搏发作前给药。

（3）家庭护理及预防：

1）合理利用患者家庭资源，营造利于患者休息、睡眠的环境。

2）采取行为干预，纠正不良的生活习惯和不良情绪。

3）消除诱发因素，积极治疗原发病。

4）保持大便通畅。

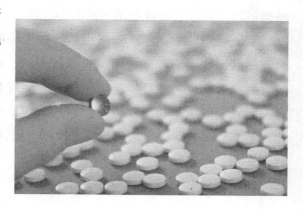

11

西药的自行管理

5）提高家属对室性早搏的认识，积极配合护理给予患者情感支持。

6）室性早搏高峰期，要有好的心理护理。

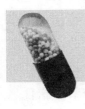

第二节　正确保存药物

现在，家庭常备药品越来越多，可是很多人都不清楚，药品的存放不能太随意，存放的容器、地点以及外界的温度、光照等都是需要考虑的因素。主要需要注意的有以下几点：

药品不要放在浴室。许多家庭将专备的小药箱收纳于浴室中。然而，这种存放药品的方式实际上是很不科学的。浴室的环境有两点很不适合药品的存放，一是湿度，浴室是家庭环境中湿度最大的地方，这样容易使得药品变质发霉；二是温度，洗澡时产生的热量也可能对药品产生影响，导致药品变质。因此，药品一定要储存在凉爽、干燥的地方。

携带药品要密封。一般人们在出行时习惯于携带一些药品以备不时之需，但是却往往不注意药品的保管。携带药品出行时，最好将药品放入密封性较好的容器内，这样可以防晒和防潮。千万不要将药品放置于阳光可以直接照射到的地方，这样轻则会使药品失效，严重时还有可能引发副作用。

定期清理药品。除了要保证药品存放环境的干燥清洁之外，还应该定期检查药品，即时清理出过期、失效的药品。对于标签完整的药品，可以按照标示的有效期进行清理，而对于无法查明有效期或者是没有过有效期但是药品表面发生变化的药物，也可以通过外观上的判断进行清理。药品是否变质的判断标准将在下文详细说明，这里不再赘述。

一、旧药保存的注意事项

（1）绝对不要任意把药品改用其他的容器盛装，或者是将两种药品放入同一个药瓶内。

（2）一般药品应该要放置在干冷或是室温的地方，注意不要放置在阳光直接照射或湿冷的地方。例如，有些人习惯将药品放置在闷热的厨房或潮湿的浴室等地方，这些都是不对的。

（3）一般糖衣锭或膜衣锭，如果接触水气容易受潮，会导致膜衣剥落而影响药效。

（4）若是特别规定需要冷藏保存或是2～8℃保存的药品，就必须将药品放置在冰箱内。不过，千万不能将药品放在冷冻室内。

（5）服用的药品，如果开封超过6个月后，最好避免再服用。

（6）如果药品附有保存袋，就应该放置在保存袋中保存。

（7）父母一定要将药品放置在孩童及婴幼儿拿不到的地方，或是选择具有安全盖的瓶子，孩童较不容易打开也较安全。

（8）抗生素粉末经过泡水成为溶液后，应该尽快服用完毕，否则一定要放在冰箱内冷藏保存，因为炮制完成的药物很容易变质。

二、不同药品存放须知

每个家庭都或多或少地会存放一些药品，但药品的保存应该有正确的方法，否则易霉变、过期，变质后造成浪费或误服而引起不良反应。

存放原则。避光、避湿、避热。因为绝大多数药品都很容易受到环境因素的影响而发生物理、化学变化，而引起这些变化的原因多为光线、湿气和热度等。

三、保存方法

（1）散装药粒需避光。要用避光玻璃瓶或塑胶瓶装置，最好内置干燥剂。

（2）液体制剂室温保存。如一般止咳糖浆、抗过敏糖浆、解热镇痛药或止流鼻涕药剂，开瓶后不需摆在冰箱内，只要在室温下保存即可。因为大部分液体制剂在过低的温度下，可能会降低成分的溶解度，以致糖浆中糖分析出结晶，导致浓度改变，与所要求的不符。

（3）眼药水存放依标示。一般放在室温下即可，有特别提示的需放在冰箱中冷藏的，按标示处理。需要注意的是，若开封后1个月内未用完，应立即丢弃。

（4）悬浮剂保存分状态。如大部分抗生素类的糖浆，这些以粉末状盛装在容器的药品，在室温下保存期限瓶外多有标示，但加水后就应该放置在冰箱的冷藏室中，而且保存期相应会变短。

（5）雾剂类药品要温暖。应存放在室内较温暖的地方，以免在服用时发生喷药不畅、药物不匀的现象。

（6）肛门栓剂要防止软化。一般来说，肛门栓剂需要放在冰箱冷藏室中以免软化。

四、药品变质的信号

片剂：有花斑、发黄、发霉、松散或出现结晶；糖衣片表面已褪色露底，出现花斑或黑色，已有为崩裂、粘连或发霉；

丸剂：变形、变色、发霉或臭味；

胶囊剂：软化、碎裂或表面发生粘连现象；

冲剂：已受潮、结块或溶化、变硬、发霉；药粉已吸潮成发酵变臭；药膏已出现油水分离或有异臭，均不能使用；

眼药水：除了极少数为混悬液以外，一般都要求澄清，而且不得有一点纤维，也不能有混浊、沉淀、变色；

注射液：有变色、混浊、沉淀或结晶析出等现象。

内服药水尤其是糖浆剂，不论颜色深浅，都要求澄清，如果出现絮状物、沉淀物，甚至发霉变色，或产生气体，则表明已经变质了。

凡是过了有效期的药品，不论在外观上有没有明显的变化，都不可再用。同时还需注意的是，如果保管不当，就算在有效期内，也可能引起药品变质失效。

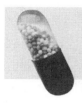

第三节　旧药处理注意事项

一、哪些用剩的药不宜留

（1）所剩的药品不够一个疗程不留；不常用的药物不留。这类药物若存放多了不便管理，还易造成混淆。

（2）极易分解变质的药物不留。如阿司匹林极易分解出刺激胃肠的物质；维生素C久置分解会失去药效。

（3）有效期短，且没有长期保留价值的药物不留。如乳酶生片、胃蛋白酶合剂等，放置时间较长就会降低药效。

（4）没有完好包装的药物不留。一些药物遇潮容易变质，需要有避光防潮的包装。如包装不好的片剂药吸潮后会霉变。没有标明有效期和失效期的零散药物或外包装盒已舍弃的药物不宜留。因这些药无法获知有效期，为了安全起见最好丢弃。

（5）不掌握作用与用途的药物不留。因不了解其适应证，根本无法也不可能再次应用。

（6）注射液及某些抗生素眼药水不宜留。注射液一般所剩药物不够一个疗程，而且像青霉素等药物必须在注射前做皮试，并需要在医护人员指导下使用。还有一些抗生素眼药水，需临时配制，放置久了会变质失效。

二、处理旧药时的注意事项

（1）糖浆剂及眼药水（膏）非常容易受到污染，一旦开封之后就无法保存太久。若是口服糖浆，应将未喝完的药水倒掉，将瓶子身上的药品标签撕毁，冲洗瓶子后再依一般垃圾的处理方式丢弃药瓶。

（2）药品开封之后，应该标示开封日期，并且注意有效期限。药品一旦开封后，应该趁早服用完毕。

（3）超过有效期限的药品应该要丢弃。

（4）锭剂、糖衣锭、膜衣锭有破裂、变色或失去光泽时，应该停止服药。而透明的液剂如果变浑浊或沉淀，也要停止服用。

（5）对于心脏疾病所服用的硝酸甘油舌下锭，一定要特别注意其保存日期。

（6）没有经过医师处方或药师指示，不可将治疗痊愈后剩下的药品送给别人服用，往后若有其他症状应到医疗院所问诊取药，不能将旧药直接拿来服用。

（7）在保存方式正确的情况下，包装完整尚未开封的药品，在有效期限内，大致上还可以服用。

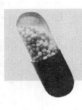

第四节　丢弃药物不可随便

丢弃药物的注意事项

（1）除非另有指示，旧药或打算丢弃的药品，将外包装撕去后，可以放入回收桶中。

（2）丢弃药品时，需将药品用报纸、不透明塑胶或废纸包装好绑紧密封丢弃，以避免小孩动物误食散落的药品。

（3）家中若有幼儿孩童，父母应该留意他们是否会到垃圾桶翻捡，然后以为是糖果而误服中毒。

（4）有少数特殊药品并不适合上述处理方式，建议在领药时询问药师相关的注意事项。

小常识

胰岛素注射制剂的保存

一般来说，市面上的胰岛素制剂开封使用之后，是可在一般室温下（25℃）存放1个月；若存放于冰箱中冷藏（2～8℃），则可保存约3个月。

不过，若出差旅行时，胰岛素在保存上，应尽量避免日光直射、高温或冰冻的状态，只要发现有沉淀物或药品有变色情形，应立即丢弃，不可使用。

附 录

问题补充

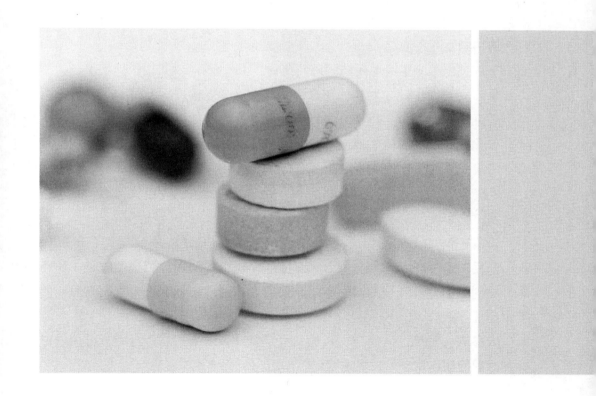

（一）中西药可以同时服用吗

有许多西药最初是从天然药用植物中提取的有效成分制成，二者效用是一致的。因此，一般情况下中西药可同时服用。但是，中西药同时服用时，需注意两者（或更多）药理的问题。由于中西药的药理特性，可能互相强化彼此的药效，或是降低对方疗效，因而产生增强或降低的效果。比如，高血压患者在服用西药降血压药品时，不能同时服用含麻黄成分的中药，因为麻黄可使血管收缩，升高血压，降低对方降血压的疗效。还有一些中西药不能同时服用，比如治疗消化不良的酶制剂、治疗缺铁性贫血的铁制剂、含有氨基比林等成分的解热镇痛剂、某些治疗心脏病的药物如洋地黄制剂等，就不能与中药同时服用。因为这些西药容易同中药里鞣质发生反应，影响疗效，甚至产生有害物质。

因此，若要同时服用中西药，最好先向医师咨询，保证两者不会冲突，服药时相隔一段时间（3～4小时以上）才服用，比较安全。在新药品日益增多的今天，许多潜藏的中西药配伍禁忌问题还未被人们所发现，因此中西药配合服用须格外小心。

下面列出一些不可中西药同用的药物，可备查：

朱砂安神丸、健脑丸、梅花点舌丸、人丹、七珍丹、七厘散、紫雪丹、苏合香丸、冠心苏合丸等不宜与具有还原性西药，如溴化钾、溴化钠、碘化钾、碘化钠、硫酸亚铁、亚硝酸盐等同服。因为它们在胃肠道中可生成具有毒性的溴化汞或碘化汞沉淀物，引起赤痢样大便，导致药源性肠炎。

中药保和丸、六味地黄丸和西药胃舒平、碳酸氢钠、氢氧化铝、氨茶碱等合用，会影响酸碱平衡而失去作用。

含有乙醇的中成药如风湿骨痛药、国公酒等药酒，不宜与西药苯巴比妥、苯妥英钠、D860、降糖灵、胰岛素、华法令等同用。因为乙醇是一种药酶诱导剂，能使肝脏药酶活性增强，使上述西药代谢加速，半衰期缩短，而导致药性下降。

人参酒、舒筋活络酒与鲁米那、水合氯醛等镇静止痉药合用，可加强中枢神经的抑制作用，易发生危险。

中药麻黄（包括麻黄素的中成药如半夏露、气管炎片、定喘丸、哮喘冲剂等）药理作用与肾上腺素相似，不宜与抗肾上腺素能神经药，如利血平、胍乙啶、氯丙嗪等合用。

小活络丹、香连丸、川贝枇杷膏与阿托品、654-2、咖啡因合用会增加生物碱的毒性，引起中毒。

防风通圣丸、止咳定喘膏、麻杏石甘片与复方降压片、优降宁等合用，可抵消降压作用。

乌梅、山楂、五味子等含有机酸，与磺胺类药物合用，易引起少尿、尿闭或血尿。

麦芽、神曲、谷芽与抗生素类合用，会使酶的活性降低而丧失药效。

朱砂安神丸与硫酸亚铁合用，能生成溴化汞、硫化汞，易导致汞中毒。

益心丹、保心丸、六神丸与心律平、奎尼丁合用，可导致心脏骤停。

蛇胆川贝液与吗啡、杜冷丁、可待因合用，会导致呼吸衰竭。

参苓白术丸与痢特灵合用可引起恶心、呕吐、血压升高。

贝母与氨茶碱同时服用能引起中毒。

元胡止痛片与咖啡因不能合用。

穿心莲与红霉素不能合用。

牛黄解毒片与新霉素不能合用。

中西药物联合应用来治疗疾病，在一定程度上的确能事半功倍，收到令人满意的治疗效果。但同时也一定要小心它所可能造成的不良反应，保证安全用药。

（二）中药掺西药会不会危害人体

有检测发现，购买的中药被检测出掺入西药的比率达四成。这些案例中，除了发现含有铅、汞等重金属之外，也检测出较常被掺加西药的种类，包括镇静剂、中枢神经兴奋剂、利尿剂及维生素类等。

虽然中、西医药科学属于不同的体系，但并不完全对立，相反地，有时可以相辅相成，互补不足，治疗疾病时，有时更有事半功倍的功效。但对于同一病症，若要中、西药合用，除有重复的药理作用之外，因中药与西药间的药物相互作用较复杂，所掺和的西药种类及剂量也难以掌握，因而会相对增加不良副作用毒性的机会，应多加小心注意，以免伤及身体。

中西药各有所长，相互配合得宜，能收到较好的疗效。若配合失当，不但作用降低或丧失疗效，甚至可能出现毒性反应，影响身体健康。所以，病患长期服用中药前，应先向医师或药师咨询后才可服用。消费者服用中药时，不要随便购买来源不明的中药或随便听信偏方，以免伤及身体。看病或服用中药时，一定要找有合格的中医师、药师咨询，或到领有中药贩卖许可证的中药行购买，较有保障。

（三）中药与西药的配药禁忌

过去，人们往往只重视到西药的配伍禁忌，而忽略了中药与西药的配药禁忌，在越来越重视健康的今天，人们也开始重视到了中药的配伍禁忌。

物理性配伍禁忌：两种或两种以上西药与中药配伍时常会引起物理变化。如在服用龙胆酊等苦味健胃药时，不能同服蜂蜜、大枣、甘草等甜味中药。因其甜味可掩盖苦味，从而减少对味觉神经末梢的刺激，降低其健胃的作用。

化学性配伍禁忌：地榆、石榴皮、五倍子、侧柏叶等中药含有大量鞣质，其与酶制剂同用时，由于酶制剂含蛋白质，其结构中的酰胺键或肽键可与鞣质形成牢固的氢键缔合物而致性质改变，疗效降低。

含鞣质的中药亦不可与含金属离子的制剂、生物碱类药配伍，因它们可在消化道内形成难吸收的沉淀而影响疗效。

含金属离子的中草药或中成药，如复方罗布麻片，牛黄解毒片、牡蛎（含钙）、磁石（含铁）、滑石粉（含镁）、明矾（含铝）等，不可与四环素类药物联用，因后者的分子结构中含酰胺基和多个酚羟基，能与重金属离子形成螯合物而影响吸收、降低疗效。

朱砂安神丸不能与碘化钾同服。因朱砂含硫化汞，在肠道内与碘化物发生作用，生成刺激性很强的碘化汞，形成赤痢样的大便，导致医源性肠炎。

药理性配伍禁忌：牛黄或含牛黄的中成药，可增加水合氯醛、吗啡、苯巴比妥等西药的中枢抑制作用，故不宜相互配伍服用。

罗布麻、人参等中草药含强心苷，故不能与西药强心苷类药配伍，以防强心苷中毒。

临床上服用磺胺类药物，同时服用碳酸氢钠等药物的目的是碱化尿液，防止磺胺代谢产物在尿中析出沉淀。当磺胺药与含有机酸的中草药加乌梅、山茱萸及中药糖浆剂配伍时，由于有机酸对抗碳酸氢钠的碱化尿液的作用，从而增加了磺胺药对肾脏的损害。

（四）可引起肾损害的药物有哪些

约25%的急、慢性肾功能衰竭是由于肾毒性药物所引起的，而且在药物引起的肾损害早期，常常因为无临床症状而漏诊或误诊，因为大多数药物主要损害肾小管细胞，在大量肾组织出现不可逆性损害之前，未损害的肾单位的储备和代偿能力可以暂时掩盖受损的肾单位，因此，提高对肾损害药物的认识是非常必要的。药物对肾脏的损害更多见于中老年人，因为中老年人肾脏的滤过功能仅为健康年轻人的1/3～1/2，因此，对中老年人及原有肾功能减退的人，更要小心用药。下面将可引起肾损害的常用药物列举如下：

（1）可引起肾毒性反应的药物：有链霉素（Streptomycin）、卡那霉素（Kanamycin）、庆大霉素、头孢霉素（Cefotaxime）、磺胺类、呋喃妥因（Nitrofurantoin）、雄激素、利尿酸、谷氨酸（Glutamic acid）、保泰松、强心苷（Cardiac glycoside）、双香豆素（Dicoumarol）、环磷酰胺等。

（2）可引起肾小管或肾乳头坏死的药物：如头孢菌素（Cephalosporins）、两性霉素（Amphotericin）、甘露醇（Mannitol）、右旋糖酐（Dextranum）、非那西丁、阿司匹林、环磷酰胺（Cyclophosphamide）、氨甲蝶呤等。

（3）可引起无尿（小于100mL/天）或少尿（小于400mL/天）的药物：如青霉素、新霉素、多黏菌素、磺胺类、安体舒通（Spironolactone Tablets）、氯噻嗪、阿司匹林、扑热息痛、保泰松、心得安（Inderal）、去甲肾上腺素、注射造影剂等。

（4）可引起蛋白尿的药物：链霉素、卡那霉素（Kanamycin）、庆大霉素、灰黄霉素（Griseofulvin）、万古霉素（Vancomycin）、多黏菌素B、奎宁

（Quinine）、环磷酰胺（Cyclophosphamide）等。

（5）可引起血尿的药物：链霉素、卡那霉素、庆大霉素、多黏菌素B、新霉素、万古霉素、磺胺类抗生素。

（6）可引起管型尿的药物：链霉素、卡那霉素、庆大霉素、新霉素、万古霉素、多黏菌素B等。

（7）可引起糖尿的药物：糖皮质激素类如氢化可的松（Hydrocortisone）、泼尼松等。

（8）可引起过敏反应的药物：氨苄青霉素、青霉素G、头孢菌素、利福平、保泰松等。

（9）可引起结晶尿的药物：磺胺类抗生素。

（10）可引起尿结石的药物：丙磺舒（Probenecid）、乙酰唑胺、大剂量维生素C等。

（11）可引起肾结石的药物：大剂量维生素D。

（12）可引起浮肿的药物：糖皮质激素类，如泼尼松、地塞米松（Dexa-methasone）以及他巴唑等。

（五）国家卫生部公布淘汰的西药有哪些

鉴于西药中，有的对胎儿有明显的致畸作用，有的对儿童和成人有很大的毒性作用，有的则是已有新一代药物来取代，故国家卫生部在1982年8月24日宣布淘汰了127种。现将淘汰药品归类排列如下：

（1）解热镇痛药：水杨酸钠针剂、非那西汀片剂、氨基比林针剂、复方氨基比林片剂（凡拉蒙）、氨基比林片剂、复方安乃近片剂、安替比林片剂、水杨酸钠辛可芬针剂、辛可芬针剂、小儿退热片剂、复方氨基比林（含乌拉坦）针剂。

（2）打虫药：山道年片剂、山道年酚酞片、山道年甘汞片、灭虫宁片剂、驱虫净片剂、四氯乙烯胶丸、己烷、雷琐辛片剂、阿的平片剂、环氯胍片剂。

（3）消化系统用药：双醋酚汀片剂、维生素U片剂、维生素U针剂。

（4）护肝药：复方胆碱片剂、复方胆碱胶囊剂、复方胆碱注射剂、肝健灵片剂、乳清酸胶囊。

（5）抗生素类药：青霉素片剂、注射用硫酸双氢链霉素、硫酸双氢链霉素注射液及其原料、长效青霉素（苯星青霉素）片剂、青霉素软膏、青霉素油剂、青霉素眼膏、土霉素糖粉、长效土霉素颗粒、小儿土霉素片剂、盐酸金霉素糖粉、盐酸金霉素片剂、盐酸土霉素注射剂、盐酸金霉素注射剂、合霉素片剂、盐酸金霉素颗粒、合霉素栓剂、合霉素胶囊、合霉素原料、合霉素针剂、无味合霉素糖浆、无味合霉素片剂、灰黄霉素、癣药水、灰黄霉素软膏。

（6）磺胺类药：百浪多息针剂、ST片剂、ST针剂、SM1片剂、SM1针剂、三磺片剂、三磺乳剂、SMP片剂、小儿胺（片剂）、婴儿胺克泻痢宁片、ST软膏、三福消炎膏、三磺软膏。

（7）脏器制剂：肝注射液（肝精针）、肝B_{12}注射液、肝B_{12}片剂、肝叶酸注射液、复方肝片、肝磷酯片、肝维隆片（胶囊）、复方肝维隆制剂、复方肝精片、维他利糖片、胆汁注射液、咳喘宁注射液、肝平片、复方肝平片、抗菌痢片、抗菌痢注射液、抗菌痢胶囊、脾脏片、脾注射液、脾血隆片、脾血隆胶囊、羊脂片、兔胎片、心肌宁片、心肌宁注射液。

（8）作用于中枢神经系统药：溴化钠针剂、巴比妥片剂、野靛碱注射液、樟脑油注射剂。

（9）其他抗感染药：黄连素针剂（各种规格）、黄连素眼药水、抗炎注射液。

（10）血液系统药物：仙鹤草素针剂、仙鹤草素片剂、复方碳酸亚铁丸。

（11）营养药：维丙葡萄糖针剂、维他赐保命片剂（女用）、安度补汁、维他赐保命针剂（男用）、补力多针剂、维他赐保命针剂（女用）、维他赐保命片剂（男用）。

（12）维生素类：维生素B_1C片剂、三合维生素片剂、复方橙片苷片剂。

（13）心血管系统药：心得甯针剂、心得宁片剂、肌生片剂、心绞宁片剂、心舒平片剂。

（14）呼吸系统药：白松糖浆、海葱糖浆、止咳喘糖浆、咳美芬胶囊、复方甘草片剂（不含阿片及含氯化铵两种）、咳美芬片剂、含异麻黄碱的制剂。